Anja Funk-Klebe

Vergebt ihnen, denn sie wissen nicht, was sie tun

Seelische Muster erkennen und meistern!

W0387513

edition winterwork

Bibliografische Informationen der Deutschen Nationalbibliothek:
Die Deutsche Nationalbibliothek verzeichnet diese Publikation in der Deutschen Nationalbibliografie. Detaillierte bibliografische Daten im Internet über http://www.d-nb.de abrufbar.

Impressum

Anja Funk-Klebe, »Vergebt ihnen, denn sie wissen nicht, was sie tun – Seelische Muster erkennen und meistern!«
www.edition-winterwork.de

Satz: edition winterwork
Lektorat: Birgit Rentz, www.fehlerjaegerin.de
Umschlag: edition winterwork
Druck und Bindung: winterwork Borsdorf

ISBN 978-3-96014-373-4

Vergebt ihnen,
denn sie wissen nicht, was sie tun

Seelische Muster erkennen und meistern!

Anja Funk-Klebe

edition winterwork

... Mitgefühl als Botschaft des Lebens und der Liebe ...

Danksagung

Für meine Lieben.

Für alle Menschen, die in ihrer Kindheit mit einem Elternteil aufgewachsen sind, das einen kränkenden narzisstischen Persönlichkeitsstil hatte.

Für alle Menschen, die auf der Sinnsuche sind, die sich selbst besser verstehen möchten und eigene seelische Strukturen wandeln wollen.

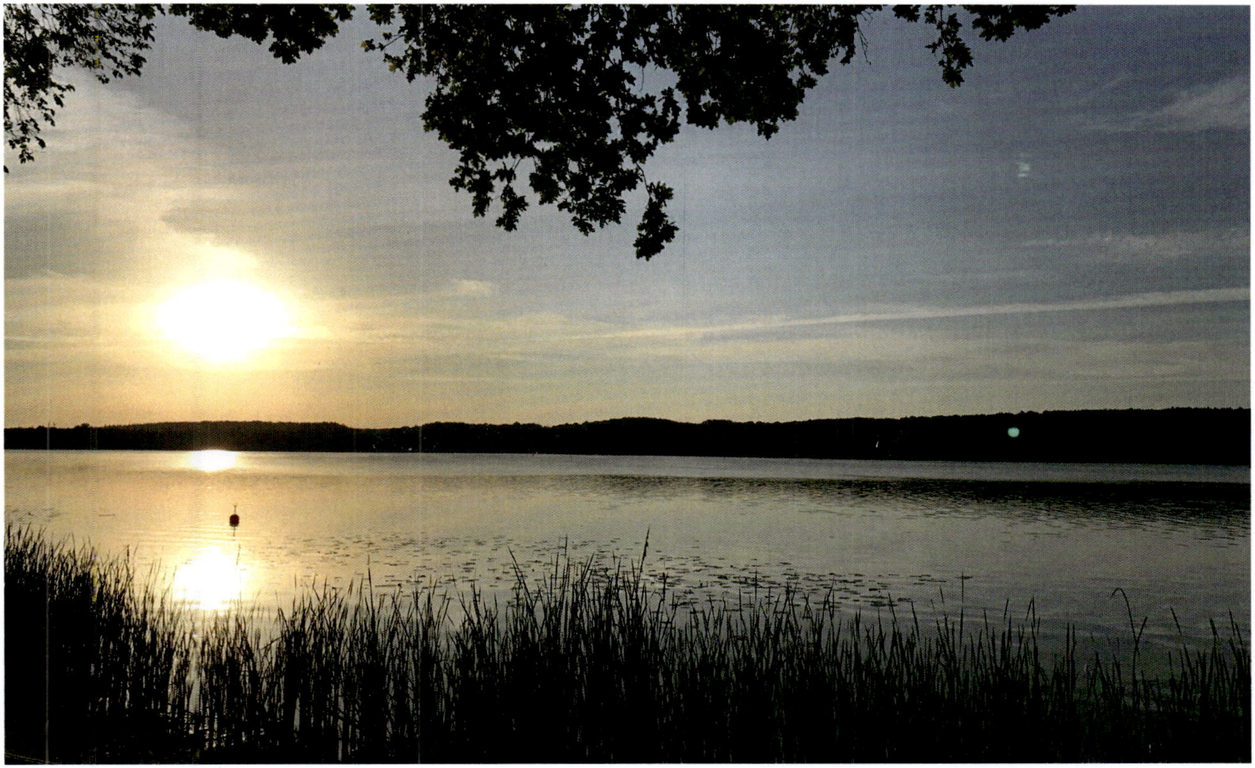

Leben im Jetzt

Vieles lässt sich verschieben,
nicht jedoch das Leben,
das möchte im Jetzt und sofort gelebt werden.
Sonst entschwebt es
und verflüchtigt sich im Nebel des Gewöhnlichen.

Anja Funk-Klebe

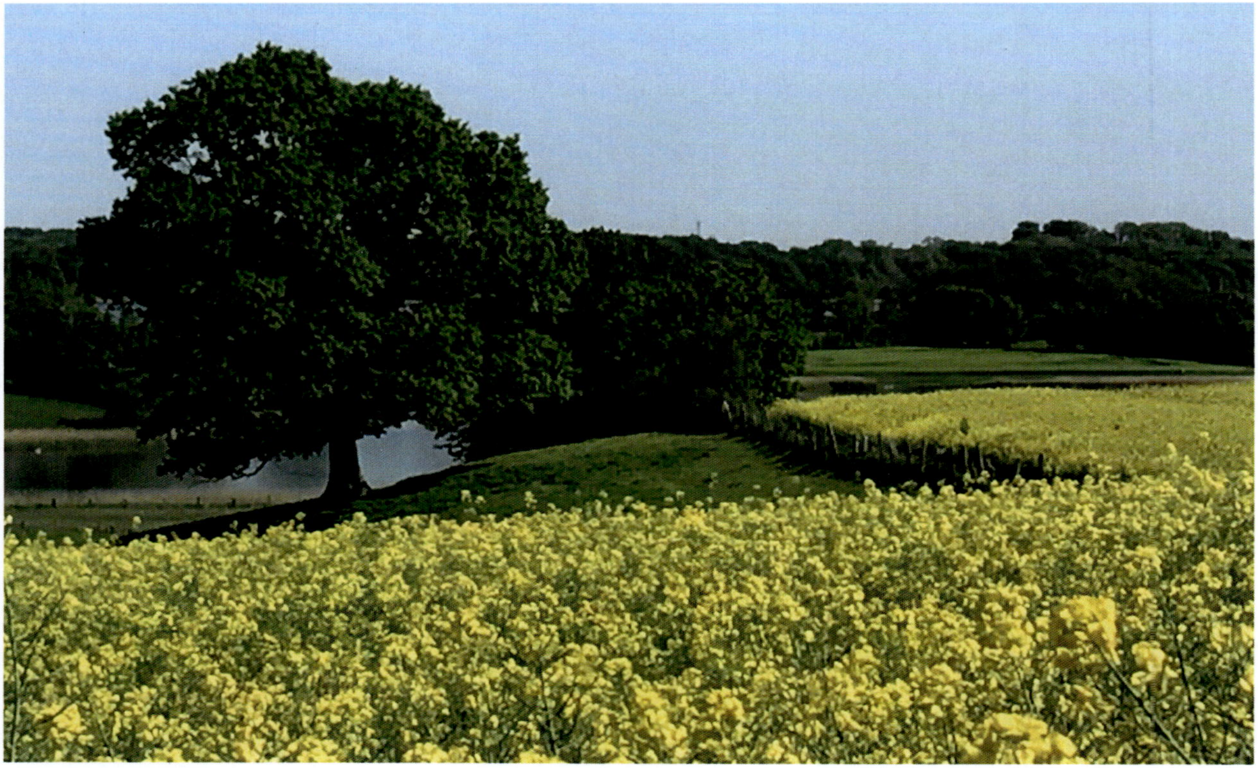

Vorwort

In meiner Arbeit als Kinder- und Jugendlichen-Psychotherapeutin und systemische Beraterin habe ich den Eindruck, dass immer mehr Menschen zu mir in die Praxis kommen, die mit einem Elternteil oder einem/r Partner/In zusammenleben, die unter einem narzisstischen Persönlichkeitsstil leiden. Ich möchte mich der Frage zuwenden, wie und unter welchen Bedingungen sich ein narzisstischer Persönlichkeitsstil entwickelt. Zu diesem Zwecke werde ich im Verlauf des Buches die Entstehung verschiedener psychischer Strukturen darstellen. Diese seelischen Strukturen werden bereits während der Schwangerschaft und frühen Kindheit gebildet und prägen unser gesamtes weiteres Leben.

Ich möchte Ihnen verdeutlichen, wie diese Strukturen die betroffenen Menschen in ihrem Verhalten beeinflussen.
Manche Erkenntnisse im Bereich des Seelischen lassen sich heute sehr gut durch die Erkenntnisse der Neurologie, Hirnforschung und Säuglingsbeobachtung darstellen. Bei anderen Erkenntnissen handelt es sich um Beobachtungen aus dem therapeutischen Geschehen sowie sich daraus ergebenden modellhaften Vorstellungen der seelischen Abläufe.
Ich werde mich in diesem Buch hauptsächlich mit den kränkenden narzisstischen Verhaltensmustern auseinandersetzen, weil insbesondere diese Menschen auf ihr Umfeld und ihre Mitmenschen mit einer sogenannten narzisstischen Abwehr reagieren. Dadurch bedingt treten seelische Spaltungstendenzen auf, durch die Mitmenschen immer wieder entwertet und unbewusst manipuliert sowie seelisch missbraucht werden.
Der Begriff ***des seelischen Missbrauchs*** wird in unserem täglichen Sprachgebrauch nur wenig verwendet.
Mein Ziel ist es deswegen, mit diesem Buch Angehörigen und Mitmenschen, die mit einem/einer Betroffenen zusammenleben oder anderweitig in Kontakt sind, darin zu unterstützen, Spaltungsprozesse und seelische Missbräuche zu erkennen.

Besonders schwer haben es Kinder und Jugendliche, die mit einem Elternteil aufwachsen müssen, welches diese Spaltungstendenzen und Entwertungen zeigt, weil sie als junger Mensch nicht unterscheiden können, ob das Verhalten der Bezugspersonen ein manipulierendes oder ein angemessenes ist. Sie wachsen daher mit einer verzerrten Sichtweise auf und haben dauerhaft das Gefühl, ihrer Bezugsperson nicht zu genügen. Zudem fordern Elternteile mit kränkenden narzisstischen Strukturen immer weitere Anstrengungen von den Angehörigen. Sie sollen ihre unerfüllbaren Wünsche und Vorstellungen sofort befriedigen. An dieser Stelle vollzieht sich ***der seelische Missbrauch***, der Kinder, Partner/Innen, Freunde, Verwandte und Arbeitskollegen/Innen emotional trifft, verletzt und leidvolle seelische Wunden erzeugt sowie Schuldgefühle hervorruft.
Zudem entwickeln Kinder, die unter diesen Voraussetzungen aufwachsen und den manipulativen und verzerrten Sichtweisen einer direkten Bindungsperson ausgeliefert sind, in diesen abhängigen Beziehungen häufig ein sogenanntes „falsches Selbst“. Diesen Begriff werde ich ebenfalls noch vertiefend beleuchten.
Ich möchte an dieser Stelle ganz besonders betonen, dass es mir nicht um eine Stigmatisierung oder „Verurteilung“ dieser Menschen geht!

Betroffene Menschen mit dieser speziellen narzisstischen Abwehr waren sehr häufig in ihrer eigenen frühen Kindheit traumatisierenden seelischen Erfahrungen ausgesetzt, die letztendlich zu diesem Störungsbild geführt haben.
Meiner Auffassung nach wird dieses Leiden jedoch in den kommenden Generationen eine Fortsetzung finden, häufig in Form von ***weiteren psychischen oder schweren körperlichen Erkrankungen, nämlich dann, wenn diese negative Leidensspirale nicht erkannt und unterbrochen wird.***

Diese Unterbrechung ist wichtig und kann aus meiner Sicht auf unterschiedlichste Weise geschehen:

- Neben dem erkrankten Elternteil mit narzisstischen Verhaltensweisen oder einem narzisstischen Persönlichkeitsstil wird das heranwachsende Kind von einem gesunden Elternteil oder einer anderen wichtigen Bezugsperson betreut und angemessen „gespiegelt" (das Verhalten des Kindes wird altersentsprechend aufgenommen und beantwortet).

- Kinder und Jugendliche oder Partner/Innen bekommen „Rüstzeug" an die Hand, mit dem sie zunehmend verzerrte Sichtweisen entschlüsseln und den seelischen Missbrauch erkennen können. Dafür ist es aus meiner Sicht sehr wichtig, seelische Strukturen und Abläufe genauer zu kennen, um erlebte Situationen analysieren und einordnen zu können. Über dieses Einordnen wird außerdem eine seelische Distanz geschaffen, die zugleich die Voraussetzung schafft, um sich aus den seelischen Wiederholungskreisläufen (immer wieder treffe ich auf Menschen mit einem ähnlichen Muster und ähnlichen seelischen Verhaltensweisen) und den sogenannten seelischen Verstrickungen (negativen Abhängigkeiten) zu lösen.

- Neben der Analyse der Verzerrungen und der seelischen Missbräuche im Verhalten des narzisstischen Elternteils oder des betroffenen Mitmenschen sollten auch die eigenen Muster entschlüsselt und erkannt werden. Gleichzeitig sollten Sie Ihre eigenen Stärken kennen, um Ihren ganz persönlichen Lebensweg finden und beschreiten zu können. Dazu bedarf es einer gewissen Selbstsicherheit, die Sie im Verlauf der eigenen Reflexion zunehmend gewinnen werden.

Dieses Buch habe ich vor allem für die leidenden Kinder und Jugendlichen beziehungsweise heutigen Erwachsenen geschrieben, die in ihrer Kindheit mit einem entwertenden und seelisch missbrauchenden Elternteil aufgewachsen sind. ***Ihr Schmerz ist kaum in Worte zu fassen***, da es ihnen in ihrem gesamten Leben und trotz aller Bemühungen und unter der Verleugnung eigener Gefühle und Wünsche nicht gelingen konnte, vorbehaltlos geliebt und in ihrem Wesen bestätigt zu werden. ***Was bleibt, sind zumeist eine lebenslang anhaltende Unerfülltheit und eine „kindliche" Trauer sowie Verlustängste und Minderwertigkeitsgefühle.***

Des Weiteren habe ich dieses Buch für alle Sinnsuchenden geschrieben. Ich bin der Auffassung, dass in den individuellen Lebens- und Leidenswegen und den Wiederholungsmustern zugleich die Möglichkeit verborgen liegt, sein eigentliches, persönliches Wesen zu erfahren und damit einhergehend die individuelle Lebensaufgabe zu entdecken. Dieser Weg ist häufig beschwerlich und nicht für jeden Menschen gangbar. Diejenigen jedoch, die sich auf die persönliche Wegstrecke begeben und sich von den immer wieder auftretenden Widerständen, Hürden und Hindernissen nicht entmutigen lassen, werden im Laufe ihres Lebens an Stärke hinzugewinnen und die Möglichkeit erhalten, aus ihrer Leidensgeschichte eine Wandlungsgeschichte zu entwickeln.

Außerdem möchte ich allen Menschen, die mit den Schicksalen anderer Menschen betraut sind – zum Beispiel Familienhilfen, Sozialpädagogen/Innen, Erzieher/Innen, Lehrer/Innen, Hebammen, Schulbegleiter/Innen, Richter/Innen, Streetworker/Innen, Altenpfleger/Innen usw. –, ans Herz legen, sich erst einmal mit den Strukturen und Prägungen in ihrem eigenen Leben zu beschäftigen. Je besser jeder/jede Einzelne die Strukturen im eigenen Lebenslauf erkennen kann, desto mehr kann er/sie sich in die Situation anderer Menschen hineinversetzen und umso besser wird es gelingen, die anderen, aber auch sich selbst im eigenen Dasein zu achten.

Da ich Sie anregen möchte, über Ihr eigenes Leben nachzusinnen, wird es in diesem Buch auch gedankliche Impulse und Fragen bezüglich Ihres eigenen Lebens geben. Sie ganz persönlich entscheiden, wie sehr und ob Sie sich auf diese Anregungen und Fragestellungen einlassen wollen.

Los geht's …!

Viel Freude mit diesem Buch.

Anja Funk-Klebe

Dezember 2017

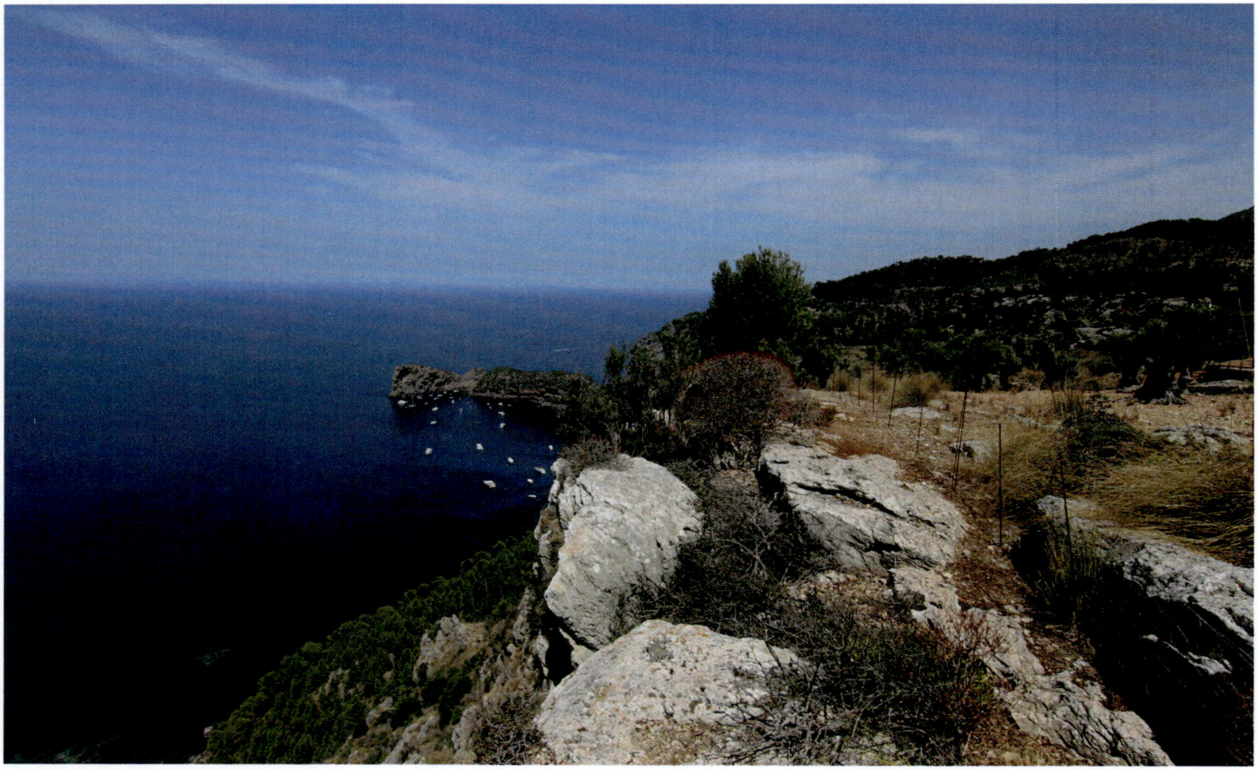

Das Wahrheitslicht

Das Wahrheitslicht kann nur leuchten,
wenn übelriechendes Verdecktes
aus den verschleierten Tiefen
gelüftet wird.

Jeder, der verstrickt ist
und eingewoben
in das wirksame Muster der Verhüllungen,
muss in Kenntnis gesetzt werden,
damit das über Jahrzehnte wirksame Gift
das Leben nicht mehr lähmen kann.

Ein wirkliches Gegenüber,
ein Mensch, der mir begegnet,
ohne Vorbehalte,
ein liebender Spiegel,
kann mir die Kraft geben,
die ich brauche,
um aus dem Sumpf des Alten
herauszutreten.

Oder ein liebendes Licht vom Himmel,
das mir im Innern die Gewissheit gibt,
nicht alleine zu sein
auf diesem Erdball der Verstrickungen.

Nimm dein Gepäck und geh,
sag, was du meinst,
und grenze dich ab,
wenn du es für sinnvoll erachtest.

Du kannst nur dich selbst verlieren,
wenn du nichts an deiner Situation änderst!
Auf dem Weg der Erkenntnis jedoch
kannst du hinzugewinnen Menschen,
die dich achten und anerkennen,
und die Liebe zu dir selbst.

Du bist niemals allein!
Niemals!

Anja Funk-Klebe

Inhalt

Fotoreise

In diesem Buch werden neben den Kurztexten oder Gedichten, die ich selbst verfasst habe, auch wieder einige meiner Fotos zu sehen sein. Diese wurden hauptsächlich in Schleswig-Holstein, Italien und auf Mallorca aufgenommen.

Viel Freude damit!

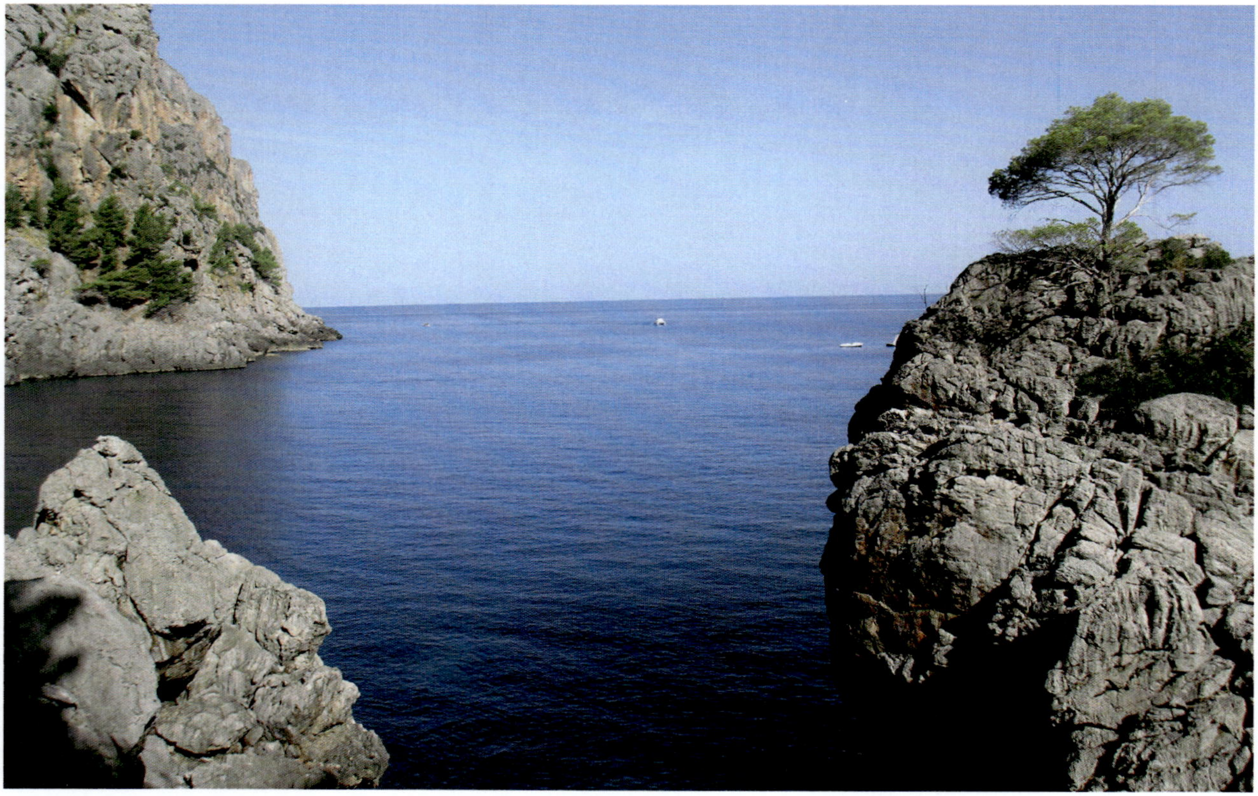

Erster Teil

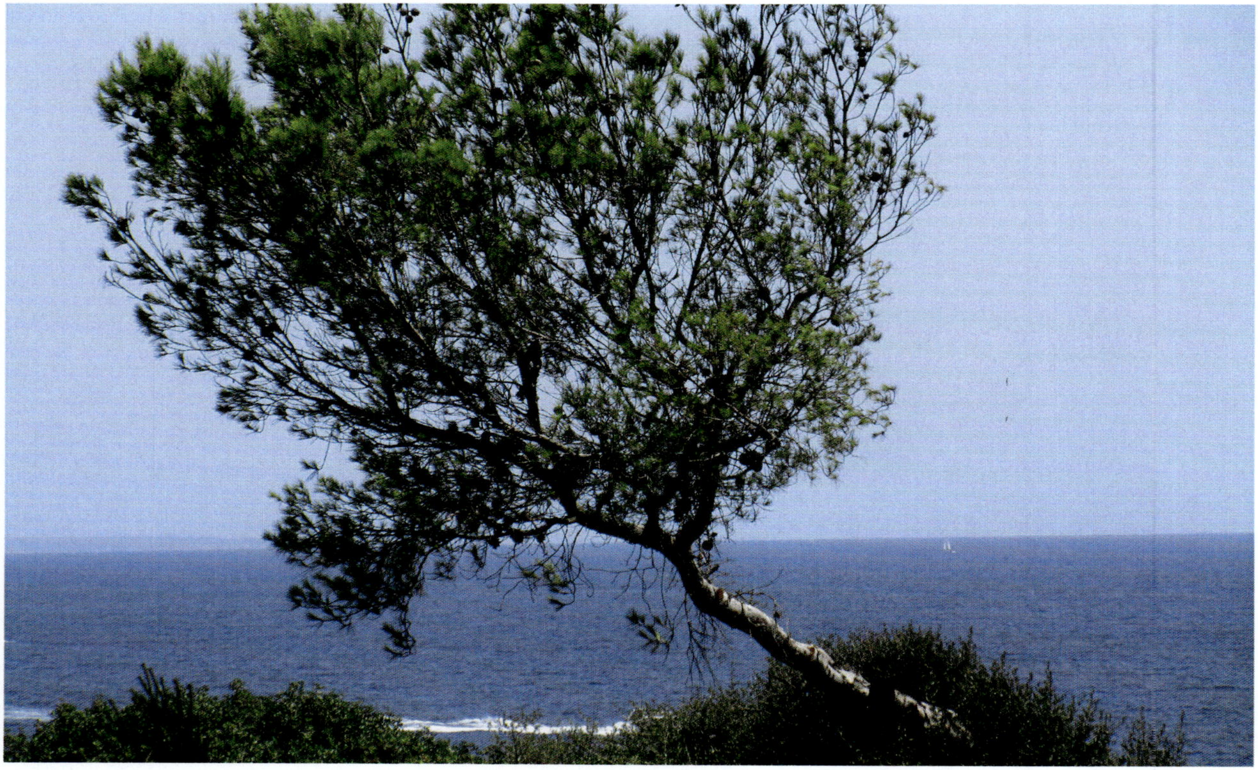

Einleitung

- Sich ausgeliefert fühlen;

- sich falsch fühlen, weil die Vorstellungen des anderen Menschen nicht erfüllbar sind;

- ein Gefühl von Ohnmacht erleben, weil immer wieder andere Menschen interessanter, besser, reizvoller sind;

- sich traurig, verzweifelt, beschämt fühlen;
- trotz größter Bemühungen und einer sich ständig verbessernden Anpassung an die Vorstellungen und Wünsche des Gegenübers bleibt das Gefühl, nicht zu genügen und zu bestehen;
- kein Verständnis des Gegenübers für die eigenen Gefühle und leidvollen Erfahrungen im gemeinsamen Kontakt;
- das Gefühl, in zwei unterschiedlichen Wahrnehmungswelten zu leben.

Diese unterschiedlichen Gefühlseindrücke haben Menschen, die in ihrem Umfeld mit jemandem zusammenleben, der einen narzisstischen Persönlichkeitsstil zeigt.

„Vergebt ihnen, denn sie wissen nicht, was sie tun" – jeder Mensch wächst mit gesellschaftlichen, familiären und individuellen Mustern auf. In diesem Buch wird es um das tiefere Verständnis dieser familiären und persönlichen Muster gehen. Es wird um die Frage gehen, wie sich Persönlichkeitsstörungen entwickeln und welche Auswirkungen sie auf das weitere Leben eines Kindes und späteren Erwachsenen haben. Außerdem beleuchte ich, wie Sie sich aus einer verstrickten (belastenden) Beziehung lösen können. Das geht meines Erachtens nur, wenn Sie sich mit Ihrem eigenen Leben beschäftigen und die darin enthaltenen Strukturen und „Webmuster" erkennen.
Es wird auch um den Sinn des Lebens gehen. Ja, Sie haben richtig gelesen: Es wird um die ganz große Frage der Sinnhaftigkeit in unserem Leben gehen! Ich bin nämlich der Auffassung, dass jeder Mensch mit persönlichen Fähigkeiten und Potenzialen geboren wird, die er/sie im Laufe seines/ihres Lebens zur Entfaltung bringen soll.
Das hört sich viel einfacher an, als es tatsächlich der Fall ist, denn dieser individuelle Weg erschließt sich dem Einzelnen nicht von Geburt an. Vielmehr werden meiner Meinung nach jedem Menschen im Laufe seines Lebens völlig unterschiedliche „Steine" – hemmende seelische Muster, schwere Erkrankungen oder Schicksalsschläge, eine schwierige Paarsituation, Mobbing am Arbeitsplatz oder andere Herausforderungen – in den Weg gelegt, die erkannt, bearbeitet und weggeräumt werden sollen.
Es gilt, sich den Prüfungen – soweit das individuell möglich ist –, den damit einhergehenden Fragestellungen und leidvollen Erfahrungen sowie dem Schmerz zu stellen, ihn anzunehmen und die damit verbundenen Entwicklungsaufgaben zu erkennen.

Indem Sie sich den persönlichen Hemmnissen stellen, nähern Sie sich Ihrem Selbstempfinden immer weiter an und bekommen eine Ahnung von Ihrer Aufgabe in diesem Leben. So wird es Ihnen auch zunehmend besser gelingen, den roten Faden auf Ihrem Lebensweg zu erkennen und sich auf das Wesentliche zu konzentrieren. Gleichzeitig werden sich Gefühle des Lebendigseins und Begeistertseins einstellen, und zunehmend werden Sie auf dem Weg der Verwandlung Stimmigkeit und Erfülltsein spüren.
Zwischen den Erlebnissen der Schwangerschaft und frühen Kindheit und dem Begreifen und Wandeln der eigenen seelischen Muster ist eine riesige Hürde zu bewältigen: Wie bei einem bewegten Fluss, den Sie überqueren möchten, gibt es zwei Ufer, die im Idealfall durch eine stabile Brücke miteinander verbunden sind.
Im Seelischen jedoch existiert diese Brücke meistens noch nicht. Vielleicht gibt es bereits einzelne Brückenpfeiler, die Sie in der Vergangenheit gebaut haben, indem Sie das eine oder andere seelische Muster erkannt und entschlüsselt haben. Doch bis die Brücke vollständig die beiden Ufer miteinander verbindet, wird es eine Weile dauern, und Sie werden viel Kraft und Mut für den Bau benötigen.
Sie selbst sind nämlich aufgefordert, die Brücke nach Ihren eigenen Wünschen und Vorstellungen zu bauen. Zur Unterstützung können Sie sich gern einen/e Baumeister/In (Psychotherapeut/In) an Ihre Seite holen. Dennoch wird es um die Umsetzung Ihres ganz eigenen Brückenentwurfes gehen, da nur Sie allein die entsprechenden Werkzeuge – Ihr Bauchgefühl und Ihre Erfahrungen – dafür bereitstellen können. Die Werkzeuge werden Sie bei sich selbst finden, weitere notwendige Anregungen und „Baumaterialien“ begegnen Ihnen in diesem Buch.

Die Beschreibung der gesellschaftlichen, familiären und seelischen Muster erfolgt im ersten Teil des Buches.
Wie die Brückenüberquerung dauerhaft gelingen kann, werde ich im zweiten Teil des Buches beleuchten.
Zudem wird es im zweiten Teil um die Sinnfrage des Lebens gehen.
Im dritten Teil stelle ich das Projekt „SEELESOLE“ – „Seele soll leben“ vor, ein Lebenskunde-, Sinnfindungs- und Krisenbewältigungsprojekt, welches an Gemeinschaftsschulen und Gymnasien durchgeführt werden kann. Alle Beteiligten einer Schulgemeinschaft, die Schulleitung, Lehrer/Innen, Schüler/Innen, Mitarbeiter/Innen und Eltern werden begleitet und sollen auf ihrem Weg und in ihrem

Leben gestärkt werden. Schule als Begegnungsraum, in dem sich jeder/jede Einzelne ganz individuell entwickeln können sollte.
Es ist das Ziel, eigene Stärken und Potenziale kennenzulernen, damit diese innerhalb und außerhalb der Schulgemeinschaft zur Geltung gebracht werden können. Dadurch wird das Selbstempfinden gestärkt und die Selbstwirksamkeit verstärkt.
Ebenso sollten sich die einzelnen Menschen einer Schulgemeinschaft als eingebettet innerhalb der Gemeinschaft erleben. Alle zusammen tragen dazu bei, dass sich sowohl der/die Einzelne als auch die Gemeinschaft zusammen entwickeln kann.
Es ist beabsichtigt, die Menschen einer Schule mit Lebensthemen vertraut zu machen, damit sie die Wirkmechanismen in ihrem Inneren erkennen und verstehen lernen. Auf diese Weise werden sie gestärkt und können Krisen besser bewältigen. Zusätzlich wird die Sensibilität für die Mitmenschen verstärkt. Schule wird in diesem Sinne auch zum Erlebnis- und Entwicklungsraum!

Schatzsucher

Unendlicher Schmerz,
der bis in jede Zelle hineinreicht.
Spring mutig hinein und tauche,
bis das Licht am Horizont wieder sichtbar wird.

Werde Tiefseetaucher.
Ergründe die Schätze der Meere,
die jenseits des Grundes liegen.

Keine Menschenseele kann heilen,
was in der Kindheit zerbrach.
Nur göttliches Leben
kann dir sinngebend die Hand reichen.

Du und dein Sinngeber,
Hand in Hand,
zusammen könnt ihr den richtigen Schlüssel
für das Lebensschloss
im Dickicht der Widerstände finden.

Suche Seele,
und du wirst ihn finden,
den Schlüssel zur Urquelle des Daseins.

Anja Funk-Klebe

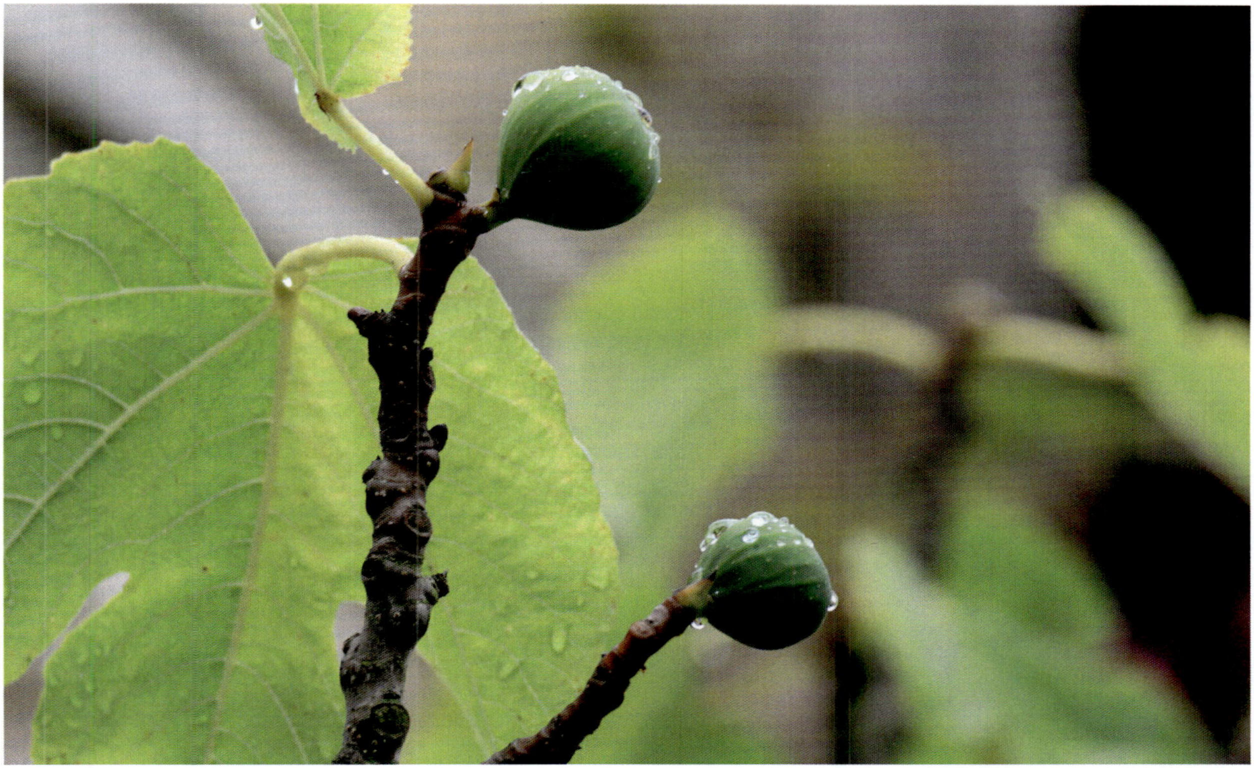

1. Frühe Kommunikation

Die erste Kommunikation zwischen dem Kind und seinen Bezugspersonen beginnt bereits während der Schwangerschaft. Es ist in erster Linie die Mutter des Kindes, die über die Ausschüttung der eigenen Hormone in Form von Botenstoffen Stimmungen auf das Kind überträgt. Es spürt schon während der Entwicklung im Bauch der Mutter, ob es ein willkommenes Kind ist, auf das sich die Eltern freuen, beziehungsweise eines, bei dem die Mutter im alltäglichen Leben Belastungen ausgesetzt ist oder sie bereits unverarbeitete Erfahrungen aus der eigenen Kindheit mitbringt, die sie auf das werdende Kind überträgt.

Ebenso können sich Streitigkeiten in der Partnerschaft, Stress am Arbeitsplatz, chronische Erkrankungen, ein plötzlich eintretender Todesfall oder andere einschneidende Erlebnisse während der Schwangerschaft auf das heranreifende Kind auswirken.
Natürlich spielt auch der werdende Vater eine wichtige Rolle!
Die zwischenmenschliche Beziehung der werdenden Eltern, die Nähe des Partners und Vaters zur Mutter und damit zum Kind wirken sich indirekt ebenso auf das Kind aus.
Sämtliche Stimmungen übertragen sich auf das im Bauch befindliche Kind und haben Folgen bis in die Organ- und Hirnbildung hinein. Starker Stress, einschneidende und traumatische Erfahrungen in der Vergangenheit und im jetzigen Leben der Mutter und die damit einhergehenden negativen Gefühle können dem heranreifenden Kind sogar maßgeblich schaden: Es kann zum Beispiel in seinem späteren Leben selbst weniger Stress ertragen, reagiert schnell verunsichert, und in seinem Inneren entwickeln sich starke Spannungen, da es nur schwer Lösungsstrategien in Konfliktsituationen entwickeln kann.
Haben sich starke Belastungen gar über einen längeren oder den gesamten Zeitraum der Schwangerschaft erstreckt, können Hirnschädigungen und Lernbehinderungen die Folge sein, weil die neuronalen Verbindungen im Hirn weniger differenziert gebildet werden.

1.1. Bindungstypen

Wie schon in meinem ersten Buch „Seelentanz statt Lebenskampf“ beschrieben, entwickelt sich im Kontakt mit den engsten Bindungs- und Bezugspersonen während der Schwangerschaft und in den ersten drei Lebensjahren aufgrund der gemachten Erfahrungen einer der vier Bindungstypen.
Ich werde in diesem Buch nur kurz auf die Bindungstypen eingehen, da ich darüber ebenfalls in meinem ersten Buch ausführlich geschrieben habe.

Zur Erinnerung: Folgende vier Bindungstypen gibt es:

- ambivalent-unsicher gebunden Kinder und spätere Erwachsene

- vermeidend-unsicher gebundene Menschen

- desorganisierte Kinder und Erwachsene
- sicher gebundene Menschen

Gut fünfzig Prozent der westlichen Bevölkerung gehören den ersten drei unsicheren Bindungstypen an.

Hinweis: Die Bindungsforschung ist ein eigener wissenschaftlicher Bereich, in dem seit Jahrzehnten geforscht und Ergebnisse erhoben und ausgewertet werden. Daher ist meine Aussage zu den Prozentzahlen sehr vereinfacht dargestellt. Hier detailliert auf einzelne Ergebnisse und Erhebungen einzugehen, würde den Rahmen dieses Buches sprengen.
Diese über fünfzig Prozent bedeuten, dass mehr als die Hälfte der hiesigen Bevölkerung keine hinreichend guten Voraussetzungen hatte und schon im Bauch der Mutter und in den ersten Lebensjahren unsichere und vielleicht sogar ablehnende Gefühle im Kontakt mit den engsten Bezugspersonen zu spüren bekommen hat.

Was bedeuten es aber nun für den/die Einzelnen/e, in Verbindung mit den eigenen Eltern oder anderen wichtigen Bezugspersonen gute, eher ambivalente oder sogar ablehnende Gefühle erlebt zu haben?

Damit die weiteren Ausführungen besser verständlich sind, werde ich noch einmal die Folgen guter Erfahrungen und solcher, die ambivalenter oder ablehnender Art waren, für Sie zusammenfassen:

1.1.1. Gute Erfahrungen

- Die Kinder werden in ihren Bedürfnissen und Rhythmen wahrgenommen. Ihre Signale, wie zum Beispiel das Weinen, das Lachen, der Hunger, die Angst, das Misstrauen, die eigene Traurigkeit, das Interesse für neue Erfahrungen, werden wahrgenommen und angemessen beantwortet.

- Sicher gebundene Kinder werden von ihren Bezugspersonen beschützt, sie erfahren Geborgenheit und werden in all ihren Fähigkeiten und Schwächen uneingeschränkt geliebt. In unsicheren

Situationen finden sie Schutz bei ihren Bindungspersonen. Außerdem werden sie altersentsprechend gefördert und motiviert, Neues auszuprobieren.

- Fehler werden als Entwicklungsmöglichkeit gesehen, und ihnen wird geholfen, wenn sie nicht weiterwissen. Das Kind wird von seinen Bindungspersonen motiviert und dabei unterstützt, eigene Lösungswege zu suchen und zu finden.

Kinder, die in einer solch unterstützenden Atmosphäre mit guten und sicheren Bindungspersonen aufwachsen, werden ein ***gesundes Selbstempfinden und Selbstbewusstsein entwickeln***.
Auch als ***Erwachsene können sie besser mit Stresssituationen umgehen***. Sie sind viel eher als andere in der Lage, ***Lösungen zu finden, und können schwierige Lebenssituationen besser verarbeiten***.
Menschen mit guten Erfahrungen sind einfühlsamer und können ihre eigenen Empfindungen und Gedanken sowie die ihrer Mitmenschen besser spüren. Sie erleben die Bedürfnisse ihres Gegenübers aufgrund ihres Empathievermögens und können auf andere Menschen leichter zugehen.

1.1.2. Ambivalente oder ablehnende Erfahrungen

Bei Kindern, die dagegen in einer ambivalenten oder ablehnenden menschlichen Atmosphäre aufwachsen, können schon im Verlauf der Schwangerschaft oder in der frühen Entwicklung beziehungsweise späteren Kindheit Gefühle des Nicht-Genügens entstehen. In diesem Falle hat das Kind von Anfang an den Eindruck, nicht „auszureichen", nicht den Vorstellungen der Bezugspersonen zu entsprechen oder gar mit Fehlern behaftet und in den Augen der Bindungspersonen schlecht zu sein.
Der Autor Jochen Peichl schreibt in seinem Buch „Destruktive Paarbeziehungen", erschienen im Klett-Cotta Verlag in der 2. Auflage, 2015, auf S. 192: „Das Gesicht von Vater und Mutter ist – vom Blinzeln bis zum Grimassenschneiden – wie ein Spiegel für die Verhaltensweisen des Kindes, wir nennen das Resonanzverhalten."
Vier Seiten davor schreibt er: „Heute gehen wir davon aus, dass auch wir Menschen ein weit verzweigtes System von speziellen Nervenzellen in unserem Gehirn besitzen, welches durch die

Gegenwart anderer Menschen aktiviert und die spiegelbildlichen Gefühle oder Körperzustände des anderen in uns wachrufen. Somit sind die ***Spiegelneuronen die neurobiologische Basis für unser intuitives Wissen und das Verständnis dessen, was andere Menschen in unserer Nähe fühlen, sie lassen uns deren Freude oder Schmerz mitempfinden. Deshalb ist Lachen so ansteckend, umgekehrt aber auch eine gedrückte Stimmung.***"

Merke: In diesem Zusammenhang ist es für die Betrachtung und Einstufung der eigenen Kindheitserfahrungen wichtig, genauestens herauszufinden, welche Vorerfahrungen die eigenen Bezugspersonen hatten, bevor sie Eltern wurden.
Ferner ist festzustellen, welche schwierigen oder belastenden Einflüsse während der Schwangerschaft, unter der Geburt und in den ersten Jahren der Kindheit aufgetreten sind.
Diese Vorerfahrungen der Bindungspersonen und die weiteren Erlebnisse in der Schwangerschaft und frühen Entwicklungszeit sowie die mitgebrachten Kompetenzen des Kindes selbst werden nämlich darüber entscheiden, ob es „unsicher-ambivalent", „unsicher-vermeidend" oder „desorientiert" gebunden ist.

Je schwieriger und belastender die Erlebnisse der Eltern in ihrer eigenen Kindheit waren, desto größer ist die Gefahr, dass das heranwachsende Kind im Mutterleib und in der eigenen frühen Kindheit durch die Erfahrungen in der Kommunikation mit den Bezugspersonen und über die Funktion der Spiegelneuronen selbst stark eingeschränkt und belastet wird.

Da Kinder von der Zuwendung der engsten Bezugs- und Bindungspersonen abhängig sind, werden sie versuchen, sich entweder

- auf die unbewussten Forderungen ihrer engsten Mitmenschen einzustellen, oder

- sie werden durch ein eher rebellisches, antisoziales beziehungsweise aggressives Verhalten auf ihre seelisch belastete Lage aufmerksam machen.

- Wiederum andere Kinder sind häufig krank oder verunfallen viel.

Immer geht es um das eigene seelische und körperliche Überleben. Je schwieriger die Voraussetzungen für das Kind sind, desto stärker fällt das Anpassungsverhalten oder das aggressive Verhalten auf und umso weniger nehmen die Kinder ihre eigenen Bedürfnisse und Wünsche wahr.

Übung: Konzentrieren Sie sich auf Ihre eigenen frühen Kindheitserfahrungen mit Ihren Bindungspersonen:

Spüren Sie in sich hinein und versuchen Sie ein inneres Bild einer früheren Begegnung mit Ihren Bezugspersonen zu erinnern:

1. Waren Sie ein zufriedenes Kind? Haben Ihre Eltern auf Ihre Bedürfnisse geachtet? Konnten Sie jederzeit mit Ihren Sorgen zu Ihren Angehörigen kommen? Wurden Sie getröstet?

   (sicher-gebunden)

2. Oder konnten Ihre Bezugspersonen Sie überall „abgeben“, unbeeindruckt davon, ob Ihre Eltern anwesend waren oder Sie von fremden Menschen betreut wurden? Sie taten so, als hätte sich nichts verändert, und beschäftigten sich weiter mit den vorhandenen Spielsachen.

   (unsicher-vermeidend)

3. Wenn Sie sich unsicher fühlten, ließen Sie sich von den zumeist ebenso unsicheren Bezugspersonen schlecht trösten. Sie konnten als Kind nicht einschätzen, ob eine Situation bedrohlich oder unbedenklich war. Zudem fiel es Ihnen schwer, die Signale Ihrer direkten Bindungspersonen zu erkennen. Sie sind auch heute noch in neuen Situationen schnell verunsichert und reizbar.

   (unsicher-ambivalent)

4. Es gab in Ihrem Leben ständig wechselnde Bezugspersonen und Beziehungsabbrüche. Außerdem war Ihr Leben von wenig Stabilität geprägt. Dadurch bedingt geraten Sie auch heute

noch schnell unter Druck. Sie fühlen sich rasch angegriffen und schwankend in Ihren Gefühlen. Eigene Bedürfnisse können Sie schwer spüren und formulieren.

(desorganisiert)

Ich werde im weiteren Verlauf noch tiefer auf die Wirkweisen und seelischen Funktionsweisen eingehen, damit Sie die Möglichkeit haben, Ihre eigene Entwicklung und Ihre Verhaltensweisen besser zu verstehen.

1.2. Zur Feinfühligkeit der Bezugspersonen

John Bowlby (1907–1990), Kinderarzt, Kinderpsychiater und Psychoanalytiker sowie Begründer der Bindungsforschung und Bindungstheorie, hat in seinen Büchern immer wieder betont, dass die sogenannte Feinfühligkeit eine Schlüsselfunktion für die Entwicklung des Kindes hat und dieses entscheidend prägen wird.
In der zwischenmenschlichen Kommunikation während der Schwangerschaft und in den ersten zwölf bis vierzehn Monaten nach der Geburt spielt die Feinfühligkeit im Kontakt zwischen den engsten Bindungspersonen und dem Kind eine ganz entscheidende Rolle. ***Mit Feinfühligkeit ist die Art und Weise gemeint, wie sich die Mutter, später auch der Vater, auf das Kind einlässt, ob Signale, die das Kind zeigt – Schreien, Körperhaltung, Gestik und Mimik usw. –, wahrgenommen, verstanden und einfühlsam beantwortet werden oder beispielsweise die Antworten der Bindungspersonen nicht zum Signal und zum Ausdruck des Kindes passen.***

Merke: Die Fähigkeit der Bezugspersonen, feinfühlig zu sein, ist auch deswegen von so großer Bedeutung für das Kind, weil diese Erfahrungen sein späteres Verhalten und sein Selbstbild maßgeblich bestimmen werden.
Auf den Aspekt des Selbstbildes werde ich im weiteren Verlauf noch vertiefend eingehen.
Bezogen auf die Feinfühligkeit beschreibt Jeremy Holmes in seinem Buch „John Bowlby und die Bindungstheorie“: Die Ergebnisse aus der Bindungsforschung und der Säuglingsbeobachtung deuten darauf hin, dass die Feinfühligkeit in Form eines inneren Bildes verinnerlicht wird. Vorstellbar

wie ein Grundmuster, das unser weiteres Verhalten im Umgang mit uns selbst und unseren Mitmenschen beeinflussen wird.
Haben die Bezugspersonen feinfühlig auf die Bedürfnisse des Kindes reagiert, dann sind auch diese in der Lage, sensibel auf die eigenen Wünsche zu reagieren. Zusätzlich dazu können sie die Bedürfnisse ihrer Mitmenschen gut spüren und darauf eingehen.
Gibt es jedoch Schwierigkeiten mit der Feinfühligkeit, können Menschen sowohl sich selbst als auch die anderen schlechter wahrnehmen. Dadurch bedingt treten im weiteren Verlauf des Lebens Spannungen auf, die schlechter erkannt und reguliert werden können. Ebenso ist für diese Menschen die Verarbeitung von leidvollen Erfahrungen schwieriger.

Fragen: Welche Erfahrungen haben Ihre Eltern in der Kindheit gemacht? Wie war die Kindheit Ihrer Mutter? Wie waren die Erlebnisse Ihres Vaters in der Kindheit? Gab es traumatische Erlebnisse (Gewalterfahrungen, sexuelle Übergriffe oder Missbräuche, Suchterkrankung eines oder beider Elternteile, Flucht- und Vertreibungserlebnisse, frühe Verluste in der Kindheit usw.)? Waren Ihre Eltern eheliche Kinder, waren sie gewollt? Waren Sie ein geplantes und gewolltes Kind?

1.3. Selbstwirksamkeit

Es sind vielfältige Strukturen, die unser ganzes weiteres Leben bis ins Erwachsenenalter prägen werden. Es sind die Bindungserfahrungen und die Feinfühligkeit unserer Bezugspersonen, die sich auf die Ausgestaltung unserer Seele auswirken werden. Zudem sind es die gesellschaftlichen und familiären Muster, die unser Leben beeinflussen werden.

Zusammenfassend lässt sich sagen, dass, je schwieriger die Belastungen in den Familien und je enger und festgefahrener die Vorstellungen der engsten Personen waren, sich die Kinder den Forderungen und Vorstellungen umso mehr anpassen mussten. Ein Kind kann nur dann seelisch in einer Familie oder in einem familienähnlichen Verbund überleben, wenn es eine gewisse Form der Zuwendung und Aufmerksamkeit durch die Bindungspersonen erhält. Da viele Kinder oft zu wenig gespiegelt und wertgeschätzt werden, müssen sie die Bezugspersonen durch ihr Verhalten in den Kontakt zwingen.

Kinder, die zu wenig Hinwendung erfahren, sind mit ihrer Aufmerksamkeit ganz bei den Bedürfnissen ihrer Bezugspersonen, um ihr eigenes Verhalten noch besser den Bedürfnissen und den zumeist unbewusssten Forderungen ihrer Mitmenschen anzupassen. Einige Kinder und spätere Erwachsene bilden dann eine übersensible Wahrnehmung aus, sodass sie sich möglichst gut auf die stetigen Wünsche und veränderten Seelenstimmungen ihrer Bezugspersonen einstellen können. Andere Kinder und Menschen dagegen halten im Laufe ihrer Entwicklung den durch die Forderungen entstandenen Druck und seelischen Stress irgendwann nicht mehr aus und beginnen damit, ihre Gefühle zu verdrängen. Bei starkem verletzendem und entwertendem oder missbräuchlichem Einwirken auf die kindliche Seele kann es Menschen geben, die den Zugang komplett verlieren. Zu ihnen ist auch im weiteren Verlauf ihrer Entwicklung kein Zugang mehr möglich.

In belasteten Elternhäusern oder sozialen Bezügen verlieren die Betroffenen nicht nur zunehmend den Zugang zu ihren Gefühlen, sie erhalten insgesamt zu wenig Aufmerksamkeit. Wenn sie auch noch mit Liebesentzug, einem Abwenden oder depressivem Rückzug bestraft beziehungsweise entwertet werden, entwickeln Kinder Scham und Schuldgefühle. Sie meinen, sie seien schlecht und unzureichend, und verlieren ein positives Gefühl für sich selbst. Manchmal waren die Bestrafungen so stark und die Einflüsse auf die kindliche Seele derart zerstörerisch, dass sie ein negatives Selbstbild entwickeln und glauben, nichts Positives in der Welt bewirken zu können.

Das Gefühl der Selbstwirksamkeit ist ein ganz wichtiges Grundempfinden, das sich entfalten kann, wenn die Bezugspersonen sich angemessen auf das Kind oder ihren Mitmenschen einstellen. Damit die Entfaltung gelingt, braucht es Menschen, die die Signale ihres Gegenübers lesen und entschlüsseln können. Jeder Mensch ist anders, hat eigene Bedürfnisse und individuelle Rhythmen. Diese gilt es zu erkennen!

Ferner sollten alle Menschen Rückzugsräume oder Spielräume erhalten, in denen sie Dinge neu ausprobieren können oder die einfach nur der Entspannung und Verarbeitung dienen. Neben den freien Zeiten sind zudem in allen Lebensphasen Bezugspersonen wichtig, denen wir vertrauen können und die uns in unserem Wesen und in unserer ganz individuellen Art annehmen und mögen. Insbesondere Menschen, die in ihrer Kindheit keine guten Voraussetzungen hatten, brauchen verständnisvolle Mitmenschen. Oft reicht schon jemand aus, der einen begleitet und seinem Mitstreiter das Gefühl gibt, gemocht und geliebt zu werden und nicht allein zu sein.

Daher möchte ich an dieser Stelle die in meinen Büchern „Seelentanz statt Lebenskampf" und „Himmelslicht trifft Leuchtfeuer" genannten vier Aspekte einer sicheren Bindung wiederholen. Diese kann jeder Mensch in seinem Alltag umsetzen und dadurch sich selbst und seine Mitmenschen stärken.

Die vier Aspekte einer sicheren Bindung:

1. Akzeptanz und Bestätigung meines Mitmenschen

2. Die individuellen Bedürfnisse meines Mitmenschen werden erkannt und berücksichtigt.

3. Führungskräfte/Eltern/Erzieher/Lehrer usw. ermutigen ihre Mitarbeiter/Kinder/Jugendlichen zu altersentsprechenden eigenständigen Handlungen.

4. Die Atmosphäre ist fehlerfreundlich. Fehler und Schwächen sind menschlich, Krisen normal und werden als Entwicklungsmöglichkeit gesehen. Stärken werden erkannt und authentisch wertgeschätzt.

Wenn Menschen diese Bestätigung spüren, erleben sie sich als selbstwirksam und erhalten Kraft für ihren eigenen Weg. Daher können sie sich gut gegenseitig unterstützen und stärken.

Alle Menschen sind letztendlich auf eine wertschätzende Rückmeldung und empathische Anerkennung angewiesen, weil es sich bei diesem Bedürfnis um ein Grundbedürfnis handelt.
Da glücklicherweise sehr viele Menschen, auch wenn diese nicht sicher gebunden sind, noch einen Zugang zu ihren Gefühlen haben, lässt sich diese Kompetenz weiter ausbauen: In Supervisionsrunden werden Erlebnisse und Erfahrungen mit anderen Menschen reflektiert und besprochen. Dadurch, dass viele unterschiedliche Menschen zusammensitzen und ihre Einschätzung zu den Erlebnissen der anderen Teilnehmer/Innen beitragen, entstehen neue Sichtweisen und Handlungsstrategien.
Insbesondere Personen, die in sozialen Berufen arbeiten, aber auch Führungskräfte aus der Wirtschaft und Industrie, sollten regelmäßig ihre Kompetenzen in dieser Weise erweitern. Viele

Menschen trauen sich jedoch nicht, sich in eine Einzel- oder Gruppensupervision zu begeben, weil die eigenen Schwächen und Ängste offenkundig werden könnten.
An dieser Stelle möchte ich darauf hinweisen, dass wir in Deutschland bezüglich dieser Gefühle gegenüber Trauerzuständen und Krisen vermeidend sozialisiert wurden und alle Gefühlsaspekte und Wahrnehmungen einschließlich der schwierigen und leidvollen normal sind und zum Leben dazugehören.

Magnetisch angezogen

Immer auf der Suche,
rastlos,
nach Neuem,
nach dem Reiz,
dem Leben,
dem Kleber für das Loch,
aus dessen Tiefe
die einstmals verletzte Kinderseele
ihren unhörbaren, gequälten Schrei abgibt.

Schau hin,
hier bin ich,
hilf mir, mich nicht zu verlieren
im Trubel und Taumel
des Alltäglichen.
Magnetisch angezogen von Menschen.
Hier eine Bestätigung erhoffend,
dort ein Lächeln,
eine Ansprache, eine interessierte Frage,
die den leer werdenden Akku
etwas füllt und die auftauchenden Schreie
etwas stiller werden lässt.

Leider eine Suche,
die in diesem Leben
nur bedingt Erfüllung findet.
Eine unstillbare Trauer und stille Verzweiflung
bleiben stetig spürbar.

Liebe über alle Horizonte hinweg,
ohne Anspruch,
ohne eine tatsächliche Spieglung,
aber mit dem Wissen,
geliebt zu werden,
als höchste Kunst des Lebens.

Selbstbestimmung
auf der anderen Seite.
Immer wieder Ausrichtung
des eigenen Lebens,
eine Neujustierung,
den Gegebenheiten entsprechend.
Liebe als geistiges Gut
und durch Menschen,
die ähnlich fühlen.

Anregungen, Worte
und menschliche Gesten weiterreichen,
damit das Leid nicht ohne Sinn bleibt.
Hier liegt die Kraft,
die gebraucht wird,
um die Vogelfluglinie
zu erkennen
und auf Erden danach zu handeln.

Anja Funk-Klebe

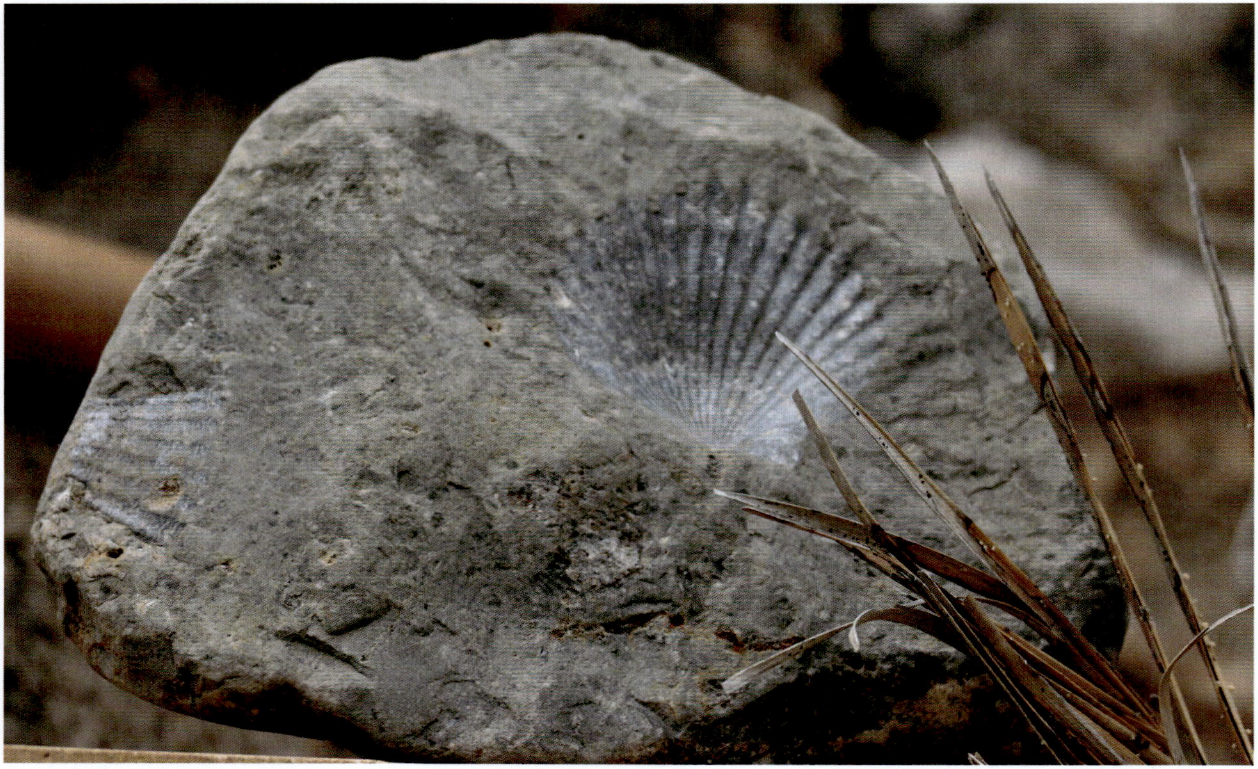

2. Verinnerlichte Erfahrungen

Neben den emotionalen Erfahrungen, die während der Schwangerschaft von der Mutter in Form von hormonellen Botenstoffen auf das im Mutterleib heranwachsende Kind übertragen werden, gibt es in unterschiedlicher Art und Weise unzählige andere Informationen und Botschaften, die das seelische Erleben und das weitere Leben des Kindes und Menschen prägen werden. Auf diese unterschiedlichen prägenden Einflüsse und Faktoren werde ich im Folgenden vertiefend eingehen.

2.1. Bindungsstile

Die verschiedenen Bindungstypen habe ich bereits dargestellt. Da mehr als fünfzig Prozent der westlichen Bevölkerung unsicher gebunden sind, hat das Folgen für das weitere Leben und den Kontakt zu anderen Menschen sowie den Umgang mit Krisensituationen und Schicksalsschlägen (siehe oben).
Wie ich bereits erwähnte, werden sich je nach Belastungsgrad der Eltern oder ihrer direkten Bindungspersonen die Kinder verstärkt den elterlichen unbewusst formulierten Vorstellungen anpassen und dabei zunehmend ihre eigenen Empfindungen verleugnen, oder sie spalten diese gar komplett ab. Auf die Abspaltung von den eigenen Empfindungen werde ich im Kapitel über die Abwehrmechanismen näher eingehen.
Welche unbewussten Vorstellungen meine ich, und wie werden diese auf die Kinder übertragen?

2.2. Unverarbeitete familiäre Erfahrungen aus einer vorangegangenen Generation

Auch auf dieses Thema bin ich bereits in meinem Buch „Seelentanz statt Lebenskampf" vertiefend eingegangen. Es ist wissenschaftlich nicht nachweisbar, warum ungelöste Konflikte als erneute Fragestellung bei einem später geborenen Familienmitglied wieder auftreten können. Doch insbesondere die unbearbeiteten seelischen Traumata wie Flucht, Vertreibung, Selbstmorde, Erschießungen, Vergewaltigungen, Trennung und Verlust von Familienangehörigen usw. tauchen häufig in der nächsten oder übernächsten Generation wieder auf.

Ein Beispiel zur Verdeutlichung dieses Zusammenhangs:

Großmütterliche Generation: Während des Krieges hatte eine Frau in Abwesenheit ihres Ehemannes, der sich im Kriegseinsatz befand, ein Verhältnis mit einem anderen Mann. Sie wurde ungewollt schwanger. Als es ihrem ältesten Sohn (gleichzeitig auch Sohn ihres Ehemannes) aufgrund einer Leukämieerkrankung immer schlechter ging, erhielt ihr Ehemann Fronturlaub und kehrte zu seiner Familie zurück. Während dieser Zeit hatte sie bewusst Sex mit ihm. ***Auf diese Weise gelang es ihr, das Verhältnis zu dem anderen Mann zu vertuschen und das werdende***

uneheliche Kind – ein Mädchen – später als eheliches Kind auszugeben. Das Kind, der Ehemann und die fünf Halbgeschwister des unehelichen Kindes lebten mit einer Lebenslüge.

Mütterliche Generation: Das uneheliche Kind wuchs fortan als „schwarze Schaf" der Familie auf. Im Alter von einem halben Jahr wurde es von der Mutter bei einem Bombenangriff unter eine Parkbank gestellt (und somit quasi zum Abschuss freigegeben), während diese mit den anderen beiden älteren Halbgeschwistern zum Schutz in den Bunker ging. Erst später wurden die drei weiteren Halbgeschwister des Mädchens geboren. ***Das Kind war zweieinhalb, als es erneut von der eigenen Mutter im Stich gelassen wurde***. Als diese ihren Ehemann am Bahnhof abholte, weil er aus der Kriegsgefangenschaft entlassen worden war, ließ sie das Mädchen und deren Halbbruder allein zurück. Währenddessen kam es zu einem sexuellen Übergriff. Im Beisein des Halbbruders, der zu diesem Zeitpunkt fünf Jahre alt war, wurde das Mädchen von dem männlichen Mitbewohner des Hauses oral missbraucht und erstickte beinahe, als dieser es unter einen Wasserhahn hielt, um die Spermaspuren zu beseitigen. Später wiederholten sich die sexuellen Übergriffe ein weiteres Mal, weil das Mädchen als Jugendliche die Wohnung des Onkels (Bruder der Mutter) zu reinigen hatte und dabei ungeschützt den sexuellen Handlungen des Bruders ausgesetzt war. ***Als es seiner Mutter davon berichtete, reagierte diese mit Ablehnung und Vertuschung (Verleugnung des Geschehenen) und schickte ihre Tochter weiterhin zu ihrem Bruder in die Wohnung. Dem Mädchen wurde vorgeworfen, Unfrieden in der Familie zu stiften.***
Da es sich bei diesen genannten Erfahrungen ***der Lebenslüge, des sexuellen Missbrauchs und der stetigen Ausgrenzung um seelische Traumata handelte, bildete das „Kind" im Laufe der Kindheit einen histrionisch-narzisstischen Persönlichkeitsstil aus (siehe Anhang), der sein ganzes weiteres Leben stark beeinträchtigte.***

Dritte Generation: Als das „Kind" nun selbst Mutter wurde und ebenfalls eine Tochter bekam, versuchte diese wiederum, den Ansprüchen und Vorstellungen ihrer Mutter gerecht zu werden. ***Durch ihr eigenes Schicksal und die erlebten sexuellen Übergriffe war es der Mutter nicht möglich, sich in die Lage ihrer Tochter hineinzuversetzen. Sie hatte den Zugang zu ihren eigenen Gefühlen verloren. Zudem kam es infolge des narzisstischen Verhaltens zu unerwarteten Entwertungen der Tochter, unter denen diese ebenfalls ein Leben lang litt.***

2.3. Gesellschaftliche Muster

Besonders gut können Sie gesellschaftliche Muster erkennen, wenn Sie an der Grenze zu einem anderen Land leben. Den Flensburger/Innen, zu denen ich auch gehöre, bietet sich diese Möglichkeit tagtäglich, weil viele dänische Mitbürger/Innen unsere Stadt besuchen oder sogar hier leben. Die Sozialisation in Dänemark bezüglich der beiden Geschlechterrollen ist im Vergleich zu Deutschland eine andere. Für Dänen ist es selbstverständlich, dass Frauen nach der Entbindung wieder in ihren Beruf zurückkehren und genügend Krippen- und Kitaplätze angeboten werden. Mittlerweile gibt es auch in Deutschland viele Frauen, die ihre Berufstätigkeit mit dem Kinderkriegen nicht aufgeben möchten. Ihnen ist es zudem wichtig, sich beruflich weiterzuentwickeln und eigenständig zu sein. Zum Glück findet in diesem Punkt ein allmähliches Umdenken statt. Flexiblere Arbeitszeiten und Home-Office-Arbeitsplätze werden immer beliebter. Außerdem wollen sich viele Väter nicht nur an der Erziehung beteiligen, sondern diese eigenständig eine Zeit lang übernehmen.
Das unterschiedliche Rollenverständnis ist jetzt nur ein Aspekt unter vielen. Insbesondere wenn es um die Vermittlung zwischen zwei oder mehreren Völkern oder Ländern geht, ist es von existentieller Bedeutung, sich mit den Unterschiedlichkeiten der Kulturen zu beschäftigen und zu versuchen, sich in die Lage des anderen Landes hineinzuversetzen. Es geht um den gemeinsamen Austausch und die Achtung des Landes. Wenn ich mich mit der mir unbekannten Kultur und den Menschen dieses anderen Landes beschäftige, erweitere ich meinen eigenen Blick und werde gleichzeitig für die eigenen bestehenden Strukturen sensibilisiert.

Frage: Wie sah das Rollenverständnis in Ihrer Ursprungsfamilie bezogen auf die Rolle der Frau und des Mannes aus? Hat sich das Rollenverständnis in Ihrer Familie in den letzten Jahren verändert oder leben Sie genau so, wie es Ihre Mutter und Ihr Vater beziehungsweise Ihre engsten Bezugspersonen getan haben. Wenn es sich gewandelt haben sollte, was hat sich verändert?
Was möchten Sie vielleicht noch verändern?

2.4. Familiäre Strukturen

Bei der Entstehung eines Kindes werden sowohl die mütterlichen als auch die väterlichen beziehungsweise bei gleichgeschlechtlichen Paaren die familiären Bindungs- und Familienmuster auf das werdende Kind übertragen. Zudem werden die kulturellen Muster und die atmosphärischen Stimmungen übermittelt, die in der Familie vorherrschend sind. Darauf werde ich im nächsten Abschnitt noch näher eingehen.

Damit Sie einen leichteren Zugang zu Ihren eigenen familiären Mustern und Strukturen finden, zeige ich im Folgenden drei mögliche Beispiele für familiäre Strukturen und Fragestellungen auf. Dies ermöglicht es Ihnen, sich besser mit der eigenen familiären Lage zu beschäftigen. Die Beispiele sind von mir frei erfunden.

Beispiele für familiäre Strukturen und Muster:

1. Thema:
Psychisch erkranktes Elternteil, parentifiziertes Kind (ein Kind, das in die Elternrolle schlüpft)

Ein fünfjähriger Junge wuchs mit seiner Mutter auf, die ein stark verändertes psychisches Verhalten zeigte. Er war bei einem ihrer nächtlichen Discobesuche gezeugt worden. Der Vater war zwar bekannt, zeigte jedoch überhaupt kein Interesse an seinem Sohn. Er konnte auch keine emotionale Beziehung zu seinem Kind aufbauen, sodass der Junge von Anfang an nur seine Mutter als Bezugsperson hatte. Bis heute leidet diese unter starken depressiven Phasen. Als Kind wurde sie selbst geschlagen; ob auch sexuelle Übergriffe stattgefunden haben, ist nicht bekannt. In der Familie wurde viel Alkohol getrunken, und es wurden auch Drogen konsumiert. Die Mutter der Kindsmutter hatte ständig wechselnde Partner. Weil die gewaltsamen Übergriffe der Bezugspersonen im Umfeld der Kindsmutter nicht abnahmen, wurde sie vom Jugendamt in einem Heim untergebracht und verbrachte dort einen Teil ihrer Kindheit. Sie litt, bedingt durch ihre eigenen traumatischen Erfahrungen in ihrer Kindheit, nicht nur unter depressiven Phasen, sondern auch unter einem verzerrten Wahrnehmungsbild ihrer Umwelt und ihres Sohnes. Wobei sie Letzteres nicht wahrnahm. Sie glaubte, völlig normal und angemessen auf ihr Kind und andere Menschen zu reagieren. Für andere war es schwer, sie emotional zu erreichen. Da sie in ihren Gefühlen sehr stark schwankte und von einer Sekunde auf die nächste in eine gegenteilige Gefühlsverfassung fallen konnte, waren ihre Verhaltensweisen für den Jungen nicht einschätzbar. So konnten zum Beispiel ein freudiges Spielverhalten, ein unausgeschlafener Zustand am Morgen und ein als kindlich normal einzuschätzendes Trotzverhalten des Jungen die Mutter in einen Zustand der absoluten Abwehr bringen. Da sie immer wieder in instabile Seelenzustände geriet, wurden normale kindliche Verhaltensweisen des Jungen von der Mutter als persönlicher Angriff eingestuft. Die Folge waren zornige und verbale Ausbrüche, die auch mit einem gewaltsamen Verhalten einhergehen konnten. Außerdem wendete sich die Mutter immer wieder von ihrem Sohn ab. Neben ihrer aggressiven Verhaltensweise fiel auch ihre Mimik auf – ihre Mundwinkel gingen nach unten. Sie schaute den Jungen nicht mehr an und redete nur noch ganz wenig mit ihm. Er wiederum glaubte, schuldig zu sein, und weil er sich nicht traute, die eigene Wut im häuslichen Umfeld zu zeigen, wurde er im Kindergarten durch ein sehr gereiztes Verhalten auffällig. Schnell geriet er in eine Überforderungssituation und reagierte mit wütenden Verhaltensweisen und einem damit einhergehenden Gefühl der Verzweiflung.

Ein weiteres Beispiel dieser Art Beziehungsdynamik:

Eine sechzehnjährige Jugendliche, deren Mutter ebenso wie die des fünfjährigen Jungen unter einer sogenannten Borderline-Störung litt, wünschte sich die Zuwendung und Akzeptanz der eigenen Mutter. Von ebendieser wurde sie als bedrohlich angesehen, seit sie durch die Pubertät bedingt weibliche Züge entwickelt hatte. Die Mutter hatte häufig wechselnde Partner. Als eines Tages einer dieser Männer der Sechzehnjährigen in den Schritt fasste und sie dieses befremdliche Verhalten ihrer Mutter schilderte, um von dieser Schutz und Verständnis zu erhalten, geschah das Gegenteil. Die Mutter machte die eigene Tochter für das übergriffige Verhalten des Mannes verantwortlich und sah fortan in ihr eine weibliche Konkurrenz. Zudem zog sie sich emotional immer mehr von der Tochter zurück und unterstellte ihr, sie würde um die Gunst der Männer buhlen und trage deswegen aufreizende Kleidung (ich muss hinzufügen, dass der Kleidungsstil der Sechzehnjährigen überhaupt nicht verführerisch war!). Wieder war es die verzerrte Sichtweise der Mutter, die in ihrem Vorwurf gegenüber der Tochter zum Tragen kam.

Erläuterung zu diesen beiden Beispielen: Kinder und Jugendliche, die mit einem psychisch erkrankten Elternteil aufwachsen, reagieren häufig verunsichert bezüglich des eigenen Verhaltens, weil sie nie die vollständige Akzeptanz und Bestätigung ihrer Bezugspersonen erhalten haben. Sie wünschen sich, anerkannt und geliebt zu werden, und unternehmen immer wieder Versuche, die Zuwendung und Bestätigung ihrer Mutter oder ihres Vaters doch noch zu erhalten. Vielfach entwickeln die betroffenen Kinder ein sehr gutes Gespür für die Bedürfnisse und Wünsche ihrer direkten Kontaktpersonen und versuchen, ihr eigenes Verhalten immer mehr zu optimieren.

Aus meiner Sicht wird ihr Bemühen jedoch ohne einen wirklichen, nachhaltigen Erfolg bleiben, weil Menschen mit einem verzerrten Persönlichkeitsstil nur eingeschränkt therapeutisch behandelbar sind. Aufgrund der frühen seelisch traumatisierenden Erfahrungen existiert keine Einsicht in das eigene, verzerrte Verhalten der betroffenen Elternteile. ***Außerdem werden die Kinder dieser Elternteile zumeist früh selbstständig und entwickeln ebenso früh intellektuelle Fähigkeiten, weil sie die Situation für sich selbst verbessern und lösen wollen.***
Bei einer depressiven Mutter zum Beispiel, die im Bett liegt und morgens nicht aufstehen kann, ziehen sich bereits kleine Kinder eigenständig an, suchen sich die Kleidung selbstständig heraus und schmieren sich ihre Brote für die Schule. Zudem beginnen sich die Kinder schon früh Gedanken über die häusliche Situation zu machen. Damit sie sich die Aufmerksamkeit der Bezugspersonen sichern, regeln sie vieles eigenständig und manchmal sogar stellvertretend für das erkrankte Elternteil.

Merke: Kinder, die mit einem psychisch erkrankten Elternteil aufwachsen, brauchen stabile, gesunde Bezugspersonen in ihrem Umfeld. Nur durch sie erhalten sie die Bestätigung, dass sie liebenswert sind.

2. Thema: Leugnen eines Missbrauchs

Ganz schlimm sind die Folgen der Leugnung im Falle des sexuellen Missbrauchs: Immer wieder haben mir in der Praxis insbesondere Mütter erzählt, dass sie (in vielen Fällen von den neuen Partnern der eigenen Mutter) von den Partnern, Opas, Freunden der Eltern usw. sexuell oft jahrelang missbraucht wurden und die Bezugspersonen weggeschaut hätten. Wenn Mädchen den Mut gefunden haben, sich ihren Müttern zu offenbaren, hätten diese den Missbrauch geleugnet oder ihn für normal erklärt und diesen zum Beispiel mit der Aussage untermauert, dass Männer triebhaft seien und ihren Sex halt ausleben müssten.
Mädchen, denen dieses schlimme Schicksal widerfahren ist, die also zugleich missbraucht und gedemütigt wurden, entwickeln in ihrem weiteren Leben sehr häufig schwere psychische oder körperliche Beschwerden, weil eine kleine oder größere Kinder- beziehungsweise Jugendlichenseele so eine schwere Leugnung und Grenzüberschreitung kaum verkraften kann.
In sehr vielen Fällen wurden die Mütter, die den Missbrauch ihrer Töchter zulassen und diesen zudem auch leugnen, selbst in ihrer Kindheit und Jugend misshandelt oder missbraucht, sodass

ihnen das Wegschauen und Leugnen als Selbstschutz dient.
Um diesen Kreislauf zu durchbrechen, sollte jeder Mitmensch, der von einem sexuellen Missbrauch erfährt oder gar die Vermutung hat, es könnte einen geben, diese Information an zuständige Stellen weiterleiten beziehungsweise sollte sich als Gesprächspartner/In zur Verfügung stellen.

Merke: „Hingucken statt wegschauen".

3. Thema: Alkoholerkranktes Elternteil, parentifiziertes Kind

In vielen Familien spielt das Thema Alkohol eine große Rolle. Alkohol ist eine Gesellschaftsdroge und wird zu vielen Anlässen gereicht und konsumiert, weshalb es in allen Gesellschaftsschichten Menschen gibt, die die Kontrolle über ihren Konsum verloren haben und abhängig sind.
Ein zehnjähriges Mädchen, das zwei ältere Geschwister hatte, musste sich „allein durchs Leben schlagen". Der ältere, zwanzigjährige Bruder war bereits ausgezogen, weil er eine Ausbildung in einer fremden Stadt begonnen hatte. Der siebzehnjährige Bruder hingegen war nach ständigen Streitereien von der alkoholabhängigen Mutter aus dem Haus geworfen worden. Immer wieder hatte es Konflikte zwischen ihm und der Mutter gegeben, weil er ihr ständiges Betrunkensein nicht mehr aushielt. Das Mädchen machte sich ebenfalls ständig Sorgen. Vor allem, wenn es in der Schule war und nicht wusste, was während dieser Zeit mit der Mutter geschah. Mal schlief diese betrunken auf dem Boden, mal hatte sie sich im Badezimmer übergeben und das Erbrochene lag neben der Toilette, oder es lief laut das Radio, wenn das Mädchen aus der Schule kam. An manchen Tagen saß die Mutter auch nur in sich gekehrt auf einem Stuhl, starrte auf den Boden und nahm kaum Notiz von der Rückkehr ihrer Tochter. Diese wurde wütend und war innerlich verzweifelt, weil sie die Selbstzerstörung ihrer Mutter immer deutlicher mitbekam. Lange Zeit hatte sie versucht, ihr Bestes zu geben, und hatte, um die Mutter vom Alkohol wegzubringen, angebrochene Weinflaschen ausgeleert und mit Leitungswasser aufgefüllt. Der Vater der drei Kinder und Ehemann der Alkoholkranken war die Woche über auf Montage und konnte sich nicht um die Zehnjährige kümmern.

Merke: Wie schon bei den Kindern, die mit einem psychisch erkrankten Elternteil aufwachsen, übernehmen auch im Falle eines alkoholkranken Elternteils die Kinder häufig die Elternrolle. Dadurch bedingt geraten sie in eine Überforderungssituation und müssen neben der Versorgung der Bezugsperson auch noch häusliche Aufgaben übernehmen. Häufig

mit der Folge, dass die schulischen Leistungen abnehmen, die Kinder sich immer weniger mit Freunden/Innen treffen, sich zunehmend zurückziehen und sich zudem in den eigenen Bedürfnissen zurücknehmen.

Wenn in einer Familie eine Suchterkrankung vorliegt, sollte diese Situation von Außenstehenden angesprochen werden. Gerade bei Suchterkrankten wird das Leiden in den Familien überspielt. Jedoch kann Suchterkrankten und ihren Angehörigen geholfen werden!

4. Thema: Ausgrenzung und Nicht-wahrhaben-Wollen

Ein Vater hatte aus seiner ersten Ehe bereits zwei Söhne, zehn und zwölf Jahre alt, und lernte nach sieben Jahren der ehelichen Trennung eine neue Partnerin kennen. Im Laufe ihres Zusammenlebens bekamen sie zwei weitere Kinder. Eine sogenannte Patchworkfamilie entstand.

Felicitas von Lovenberg schreibt in ihrem Buch über Patchworkfamilien, „Und plötzlich war ich zu sechst“, dass bereits jede vierte Familie eine sogenannte Patchworkfamilie ist und ***diese Form des Familienlebens nur gelingen kann, wenn beide Partner mit der Trennung einverstanden sind und die neuen Partner akzeptiert und geachtet werden.*** Ebenso wichtig sei es, dass die Kinder über die Trennung der Eltern informiert werden und die Eltern sich weiterhin gleichermaßen für die Entwicklung der Kinder zuständig fühlen.

In der beschriebenen Beispielfamilie stellte sich die Situation jedoch weitaus schwieriger dar. Noch bevor der Vater seine zukünftige Frau kennenlernte, verbrachten die Eltern trotz der Trennung und des Umzugs des Vaters in eine eigene Wohnung weiterhin Urlaube und Familienfeiern beziehungsweise Festtage gemeinsam mit den beiden Söhnen. Auch nahm der Mann seine Ex-Frau trotz Freundin (nicht die zukünftige Frau des Vaters) zu der einen oder anderen gesellschaftlichen Veranstaltung mit, sodass sowohl nach außen als auch nach innen der Schein der intakten Familie gewahrt blieb und die Kinder nicht mitbekamen, dass sich ihre Eltern bereits ehelich getrennt hatten. Erschwerend kam hinzu, dass die Mutter der Kinder unter psychischen Schwierigkeiten litt und der Vater sich im Verlauf ihrer Ehe immer häufiger an der Versorgung der beiden beteiligt hatte, weil die Frau nicht in der Lage gewesen war, sämtlichen Verpflichtungen des Alltags nachzugehen. Aus diesem Grunde war das Verhältnis des Vaters zu seinen Söhnen ein sehr gutes.

Als nun der Vater seine zukünftige Frau kennenlernte, wurde diese sowohl von der Mutter der Kinder als auch von den Kindern selbst als bedrohlich eingestuft und erlebt, weil sie das bestehende Familienbild und auch den gesellschaftlichen Stand ihrer Nachfolgerin gefährdete.
Schnell war der „Feind" gefunden, denn Schuld hatte natürlich die zukünftige Frau des Vaters, die mit der bis dahin ungeklärten partnerschaftlichen und familiären Situation überhaupt nichts zu tun hatte. Bereits mit der Trennung hätte die Situation sowohl auf der Paarebene als auch im familiären Bereich mit den Kindern besprochen werden müssen.
Klare Strukturen geben Sicherheit und erleichtern eine Trennung, auch wenn diese sehr schmerzhaft für die Kinder ist, weil sie, einem inneren Familienbild folgend, die Ursprungsfamilie gern erhalten möchten.
Die zukünftige Frau des Vaters hatte keine Möglichkeit, einen angemessenen Kontakt zu dessen Söhnen aufzubauen. Da sie als Eindringling galt und ihr die Schuld an der Trennung insbesondere von der Ex-Frau zugeschrieben wurde, wurde sie fortan von den beiden Söhnen gemieden und ausgegrenzt und geriet so bei Kontakten des Vaters mit den Kindern und bei Familienfeiern ins Abseits. Hinzu kam, dass die Ex-Frau des Vaters gegenüber den gemeinsamen Kindern sehr abfällig über die zukünftige Frau sprach, sodass die Kinder taten, als existiere sie nicht, auch später noch, als die Jungen zu Erwachsenen herangereift waren und die Situation hätten hinterfragen können. Aus Loyalitätsgründen der eigenen Mutter gegenüber konnten und wollten sie sich der zukünftigen Frau des eigenen Vaters nicht öffnen.

Erläuterung: Trennungen finden in unserer Gesellschaft immer häufiger statt. Je nach Trennungsgrund und -situation sind stets beide Partner davon betroffen. Eine Trennung kann schmerzhaft sein, insbesondere wenn sich einer der Partner als der Verlassene fühlt und die Trennung nicht einvernehmlich geschehen ist.
Eine Trennung sollte mit fachkundiger Hilfe bearbeitet und abgeschlossen werden, weil unverarbeitete Gefühle und alte Wunden ansonsten auch in eine nächste Beziehung mitgenommen werden und dort zu weiteren Schwierigkeiten führen können. Gibt es gemeinsame Kinder, dann sind gerade sie oft die Leidtragenden der Trennungslage, weil sie keine Entscheidungsträger sind. Die Entscheidung, sich zu trennen, wurde von den Eltern über ihren Kopf hinweg getroffen, und sie haben meist kein Mitspracherecht, es sei denn, sie haben bereits das Jugendalter erreicht. Ansonsten müssen sie sich im Allgemeinen auch im Vollzug der Scheidung vor Gericht den richterlichen Entscheidungen beugen.

Hinweis: In meiner mittlerweile mehrjährigen Praxistätigkeit habe ich von vielen richterlichen Entscheidungen und Besuchsregelungen gehört, die ***aus meiner Sicht nicht dem Kindeswohl entsprachen***. Da gab es beispielsweise eloquent auftretende Väter, die ihre Kinder schlugen, oder dominante Mütter, die den Kontakt des Kindes oder der Kinder zum Vater – aus egoistischen oder narzisstischen Gründen beziehungsweise weil sie gekränkt oder sogar psychisch erkrankt waren – nicht wollten und es durchsetzen konnten, dass der übrig gebliebene Elternteil das Kind/die Kinder nicht mehr sehen durfte. Ebenso habe ich es erlebt, dass Elternteile schwere psychische Erkrankungen hatten, ihre Kinder missbrauchten oder sogar schlugen und trotzdem die Erlaubnis erhielten, ihre Kinder zu sehen.

Hinweis: An dieser Stelle wäre es wünschenswert, dass Menschen, die solche weitreichenden Entscheidungen treffen, in ihrer Ausbildung beziehungsweise im Studium psychologische Grundkenntnisse erhalten und später an regelmäßigen, von Fachleuten durchgeführten Supervisionen teilnehmen.

Die Kinder sind in vielen Fällen die Leittragenden und leiden oft ein Leben lang, wenn Entscheidungen nicht im Sinne des Kindeswohls getroffen werden.

Mit dem zuvor beschriebenen und erdachten Beispiel möchte ich verdeutlichen, dass alte Beziehungen geklärt und abgeschlossen sein sollten, damit sich neue Bindungen möglichst unbelastet bilden können. Ich betone jedoch, dass Patchworkfamilien eine Herausforderung sind und es auch bleiben und dass alle Beteiligten – Erwachsene wie Kinder – offen und bereit sein sollten, aufeinander zuzugehen. Die Erwachsenen haben hier jedoch eine Vorbildfunktion inne und müssen diese Bereitschaft innerlich sowie äußerlich aus eigenem Willen zeigen. Unbewusste Abneigungen, ein falsch vorgespieltes nettes Miteinander oder ungelöste Konflikte bekommen die Kinder unbewusst mit. Sie werden ihr Verhalten immer auch unbewusst der entsprechenden Situation anpassen, da sie sich die Zuwendung der Eltern sichern müssen. ***Sie sind seelisch abhängig von der Aufmerksamkeit der Eltern und werden alles Erdenkliche unternehmen, um seelisch zu überleben.*** Zumeist mit der Folge, dass die Kinder ihre eigenen Bedürfnisse unterdrücken und mit ihrer ganzen Aufmerksamkeit bei der ungelösten, elterlichen Situation sind.
Dieses sehr einseitige fokussierte Verhalten der Heranwachsenden kann unter anderem Konzentrationsschwierigkeiten hervorrufen oder zu anderen seelischen beziehungsweise körperlichen Schwierigkeiten führen.

Besonders belastend ist eine Trennungssituation, wenn ein Elternteil psychische Auffälligkeiten zeigt oder unter einer psychischen Erkrankung leidet, weil dessen Wahrnehmung manches Mal verzerrt ist und die Kinder die Verhaltensweisen der Mutter oder des Vaters nicht richtig einordnen können. Sie möchten einzig und allein geliebt und anerkannt werden in ihrem Wesen und erhalten diese Bestätigung ihr Leben lang nicht, weil die Mutter oder der Vater dazu nicht in der Lage sind. Kinder, die sich in einem solchen Beziehungsgefüge befinden, versuchen zu immer „besseren Kindern“ zu werden und leiden unter der mangelnden oder verzerrten Rückmeldung des betroffenen Elternteils. In diesem Falle ist es unbedingt ratsam, dass Fachmänner und Fachfrauen hinzugezogen werden!

Merke: Alte Beziehungen sollten im Vorfeld einer neuen Partnerschaft geklärt und aufgearbeitet werden. Kinder sollten über die Trennung und die zukünftige Familienform informiert werden.

5. Thema: Weggang eines Elternteils: Im folgenden Beispiel wird das Kind zum Ersatz für den weggegangenen Vater und erneut zum angepassten und parentifizierten Kind.

Noch im Krieg heiratete während eines Fronturlaubs eine Frau einen Mann. Die Frau war ein sehr selbstständiger Typ, arbeitete in einem sozialen Beruf und galt als beliebt. Nach einem weiteren Besuch ihres Mannes stellte sie fest, dass sie schwanger war, und bekam gegen Kriegsende ihren ersten Sohn. Es gelang ihr, sich und das Kind irgendwie „über Wasser zu halten“, auch weil sie zu einer befreundeten Familie aufs Land zog und dort herzlich aufgenommen wurde. Als ihr Mann schließlich aus dem Krieg zurückkehrte, bekam er durch Zufall eine Arbeit in einer weiter entfernten Stadt und begann dort sein eigenes Leben. Seine Frau und seinen Sohn sah er selten, da das Geld knapp war.
Vier Jahre lang lebten sie ein Leben auf Distanz. Dann bekam die Frau ein weiteres Kind – dieses Mal war es ein Mädchen. Weil es dem Mann mittlerweile finanziell etwas besser ging und er sie und die Kinder immer noch sehr selten besuchte, begann die Frau Nachforschungen anzustellen und fand heraus, dass er seit mehreren Jahren eine Freundin hatte.
Das zweite Kind war gerade ein paar Wochen alt, als der Mann sich von seiner Frau trennte und er sie und die beiden Kinder im Stich ließ. Auch später zeigte er kein großes Interesse an ihnen und es gelang ihm nicht, eine wirkliche emotionale Bindung zu dem Sohn und der Tochter aufzubauen.

In den ersten Jahren zahlte er zudem kaum Unterhalt, sodass die Mutter, um sich und die Kinder durchzubringen, weiter hart arbeiten musste.
Insbesondere der Sohn nahm während dieser Zeit unbewusst die Rolle seines Vaters ein. Weil seine Mutter arbeiten musste und manchmal nicht da sein konnte, erteilte sie ihm bereits mit neun Jahren Kontovollmacht und er konnte in seinem kindlichen Alter eigenständig Geld von der Bank abholen. Es waren existenzielle Zeiten, und der Sohn spürte, wie sehr seine Mutter sich von seinem Vater allein gelassen fühlte. Zudem bekam er mit, welche Anstrengungen seine Mutter leisten musste, damit die Familie genügend zu essen hatte.

Merke: Durch den Beziehungsabbruch des Vaters und seinen Rückzug aus der familiären und partnerschaftlichen Verantwortung litt die Mutter in Folge an depressiven Verstimmungen. Die Kinder mussten funktionieren, und immer, wenn sie sich nicht nach den Vorstellungen der Mutter verhielten, zog sich diese emotional zurück. Ihre Mundwinkel gingen nach unten und die verbale Kommunikation wurde reduziert. Freudige Emotionen wurden unterdrückt und nicht gezeigt.
Kinder in einem solchen Beziehungsgefüge entwickeln unbewusst starke Verlust- und Vernichtungsängste, passen sich an und versuchen, „immer bessere Kinder zu werden“. Dieser Junge bemühte sich, seinen Vater möglichst gut zu ersetzen. Sobald er älter wurde, nahm er einen Ferienjob an und arbeitete mit, um seine Mutter zu erfreuen und die empfundene Not und Belastung zu mindern. Dadurch geriet er in eine Überforderungssituation, die ein ganzes Leben lang anhielt. Da ein Kind zu keiner Zeit die Rolle eines Erwachsenen bezüglich der Abfolge der Generationen einnehmen kann, hatte er nie das Gefühl zu genügen. Sein ganzes Leben lang erbrachte er deshalb Leistungen, die stets über seine persönlichen Grenzen hinausgingen und niemals zu einer endgültigen Erfüllung führten. Er und seine Schwester fühlten sich bis zum Tod für ihre Mutter verantwortlich. Da es nie einen neuen Partner im Leben der Mutter gegeben hatte, konnten sich die Kinder auch nicht altersentsprechend von ihr lösen. ***Der Sohn blieb Mannersatz und funktionierte nach den Vorstellungen der Mutter, bis sie starb.***

Das waren fünf Themenkomplexe, die nur einige wenige belastende Faktoren in Familiensystemen dargestellt haben. Weitere Belastungen können hervorgerufen werden, wenn zum Beispiel:

- Armut in der Familie herrscht
- ein Familienmitglied stirbt
- Erbstreitigkeiten vorliegen
- es sogenannte „schwarze Schafe“ gibt
- Ausgrenzungen von Familienmitgliedern vorliegen
- unehеliche Kinder verleugnet werden
- Kinder von ihren Bezugspersonen nicht gerecht oder gleichwertig behandelt werden
- Familienmitglieder dauerhaft gepflegt werden müssen
- außereheliche Beziehungen vorliegen
- gewaltsame Übergriffe stattfinden
- usw.

Frage: Welches Familienthema war bei Ihnen in der Familie vorherrschend, oder gab es gar mehrere Themen, die Sie bis heute beschäftigen und Ihr Leben beeinflussen?

Falle

Die Falle hat wieder zugeschnappt,
als hätte sie nur darauf gewartet.
Keine Spielräume,
der „Run“ nach ständig neuen Zielen,
die unerreichbar bleiben.

Noch ein Termin,
hier eine Gruppe,
dort eine Verabredung,
immer unter Strom,
da das Empfindungsloch,
das Fass ohne Boden
doch zu schließen sein muss.

Schwing dich empor
wie ein Adler mit ausgebreiteten Flügeln.
Gleite über die Landschaft
und sieh sie dir von oben an.

Es muss lösbar sein,
das Lebensrätsel,
das als kindliches Muster begann.
Aufs eigene Empfinden konzentrieren,
die Ruhe im Selbst finden.

Eigene Maßstäbe setzen,
sich unabhängig machen
von fremden Meinungen
und Zielsetzungen.

Das eigene Leben sortieren,
wie ein Eichhörnchen
seine gesammelten Schätze.
Wichtiges von Unwichtigem trennen
sowie Tatsächliches vom Scheinbaren.
Vielleicht ist das der Weg
raus aus der Tretmühle?

Anja Funk-Klebe

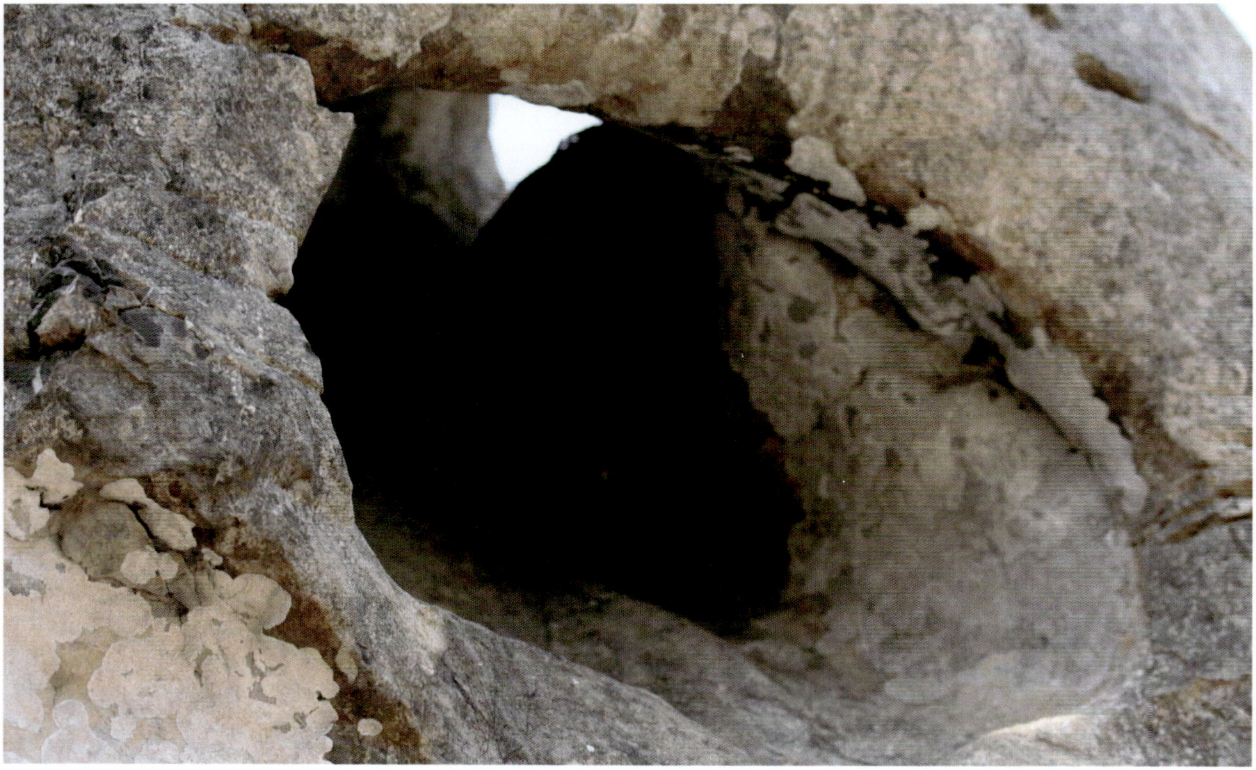

3. Prägungen im Seeleninneren

Je nachdem, aus welcher Blickrichtung Sie auf die Seele schauen oder aus welcher psychotherapeutischen Richtung Sie sich mit ihr beschäftigen, können Sie unterschiedliche Gesichtspunkte beobachten und wahrnehmen:

Vielleicht haben Sie schon einmal bei sich selbst das Phänomen erlebt, dass Sie sich, wenn Sie sich im Laufe eines Tages oder abhängig davon, mit welchen Menschen Sie zusammentreffen, anders fühlen oder verhalten! Am ehesten vergleichbar ist eine solche Situation oder das jeweils andere Gespür mit einem Schauspieler, der je nach Zusammenhang in eine andere „Rolle" schlüpft, einen anderen Charakter spielt.

Dieses Phänomen kann unter anderem damit zusammenhängen, dass Menschen im Laufe der Entwicklung verschiedenste Prägungen erhalten haben. Wie einen Siegelabdruck verinnerlichen alle Menschen unter anderem

- Abbilder – „Kopien" – der engsten Bezugspersonen in bestimmten Lebenssituationen. Diese werden in der Fachsprache als „Introjekte" bezeichnet.

- Ebenso verinnerlichen Menschen, wie schon mehrfach erwähnt, aufgrund ihrer Bezugspersonen, des Landes, in dem sie aufwachsen, und ihres Lebens in gesellschaftlichen Zusammenhängen – wie in Kitas, Schulen, Sportvereinen usw. – familiäre und gesellschaftliche Muster.

- Zudem spielt es eine große Rolle, ob die Atmosphäre in der Familie, in der die Menschen aufwachsen, eine gedrückte oder eine offene ist.

- Außerdem ist es sehr entscheidend, ob Schwierigkeiten im Leben benannt und Lösungswege gesucht und aufgezeigt oder Probleme vertuscht und „unter den Teppich" gekehrt werden.

- Familiäre Haltungen werden ebenfalls als Muster weitergegeben und von den heranreifenden Kindern unbewusst seelisch verinnerlicht.

- Besonders belastend und prägend sind Erfahrungen, die kränkend, verletzend und gewaltsam auf die kindliche Seele gewirkt haben. Ständige Entwertungen durch die Bezugspersonen, nicht erfüllbare Erwartungen und gewaltsame sowie übergriffige Handlungen durch die Eltern und andere Kontaktpersonen können seelische Traumata zur Folge haben.

- Darüber hinaus können Behinderungen, chronische Erkrankungen eines Familienmitgliedes, der frühe Verlust eines wichtigen Menschen, alleinerziehende Elternteile, psychisch erkrankte Bezugspersonen und Arbeitslosigkeit zu seelischen Belastungen für die kindliche Seele führen.

- Nicht jede kindliche Seele kann diesen genannten Belastungen standhalten. In Folge können daher Verhaltensauffälligkeiten auftreten, vereinzelt werden Kinder selbst seelisch oder körperlich erkranken.

- Außerdem kann es schlimme Einzelerfahrungen geben, die traumatisierend oder grenzüberschreitend sind und ebenfalls nicht verarbeitet werden können.

Was passiert mit diesen Erfahrungen und wie werden sie verinnerlicht oder in unserer Seele hinterlegt?

Das innerseelische Bild der Seele, das ich nun beschreiben werde, ist eine Annäherung, eine Modellvorstellung. Zunächst beschreibe ich einen fast ungestörten und in sich ruhenden Zustand, der als eine Art Ur-Seelenzustand verstanden werden kann.

3.1. Zum Selbst

Entnommen habe ich die Beschreibung des Ur-Seelenzustandes aus dem Buch von Jay Earley, „Meine innere Welt verstehen". Der Autor spricht von einem Seelenkern, den er zugleich als wahres Selbst und als die Seelenmitte in unserem Inneren bezeichnet.
Sind wir in unserem Selbst anwesend, dann ruhen wir in uns und sind gleichzeitig auch mit dem höheren spirituellen Selbst verbunden. Diesem höheren Selbst gibt Earley den Namen „Gott".
Über die Verbindung zu diesem höheren Selbst habe der Mensch einen Zugang zur unerschöpflichen göttlichen Weisheit, und es gelinge ihm, auf diese Weise auch bei Unruhezuständen im Äußeren ruhend in der Mitte des Selbst zu verbleiben.
Dieses spirituelle Selbst sei außerdem eine Quelle der Liebe, die für Lebendigkeit und Tiefgründigkeit in unserem Leben sorge.

Im zurückliegenden Teil habe ich beschrieben, dass wir, wenn wir geboren werden, bereits Vorerfahrungen durch das Erleben im Bauch unserer Mutter mitbringen. Zusätzlich kommen weitere bereits vorhandenen Bedingungen hinzu: Diese können sein:

- ungelöste Schwierigkeiten aus vorangegangenen Generationen,
- familiäre Strukturen,
- gesellschaftliche Muster
- oder Vorerfahrungen aus einem früheren Leben (falls Sie an Reinkarnation glauben).

3.2. Ungeschützter Seelenkern

Bis zum vierten Lebensjahr werden die frühkindlichen Prägungen wahrscheinlich in einer anderen Hirnregion gespeichert als in den späteren Jahren der Entwicklung.

Die Autorin Eva Rass beschreibt in ihrem Buch „Bindung und Sicherheit" bezüglich der rechten Gehirnhälfte, die überwiegend für die Kommunikation des Menschen zuständig ist, dass diese in den ersten achtzehn Lebensmonaten stark wächst. Sie ist für das Speichern der Erfahrungen, Gefühlseindrücke und Beziehungseindrücke mit unseren Bezugspersonen in den ersten drei Lebensjahren verantwortlich. Außerdem unterstützt uns diese Gehirnhälfte ein Leben lang, wenn es um die Verarbeitung von Stress geht.
Kommt es zu traumatischen Erlebnissen in Form von körperlichen und sexuellen Misshandlungen sowie von demütigenden Verhaltensweisen im Kontakt mit unseren Bindungspersonen, kann es sein, dass ein Gen, welches für die Begrenzung des Stresshormons Kortisol verantwortlich ist, dauerhaft gebremst wird.
Forschungsergebnisse weisen darauf hin, dass es einen Zusammenhang zwischen einer belasteten frühen Kindheit und späteren organischen Erkrankungen wie Diabetes, Übergewicht, Bluthochdruck usw. gibt.

Diese frühen Erfahrungen werden zumeist in bildhafter, atmosphärischer Weise gespeichert und sind gedanklich nicht zugänglich. Der Säugling ist in seiner Hirnentwicklung noch nicht so weit, dass er die gemachten Erfahrungen „in Worte kleiden könnte".

Auf der Internetseite hat unter www.dasgehirn.info/aktuell/frage-an-das-gehirn/warum-vergessen-wir-unsere-babyzeit Rüdiger Pohl, Professor für Entwicklungspsychologie, Universität Mannheim, dargestellt, dass in den ersten drei Jahren des kindlichen Lebens all unsere Erfahrungen bildlich oder taktil gespeichert werden. Nach dem dritten Lebensjahr werden die Erfahrungen des heranwachsenden Kindes zunehmend sprachlich in unserem Gehirn hinterlegt. Für diese Informationen ist dann überwiegend die linke Gehirnhälfte zuständig. Um sich an die sprachlichen Erfahrungen erinnern zu können, muss die Entwicklung des Selbstempfindens so weit fortgeschritten sein, dass Kinder eine Vorstellung von sich selbst haben.

Bewusst erinnern können die Menschen sich daher oft erst ab dem dritten Geburtstag, wenn sie zu sich „ich" sagen.

3.2.1. Gute und hemmende Erlebnisse

Alle Erfahrungen werden verinnerlicht – gute ebenso wie alltägliche und unangenehme bis hin zu den traumatischen. Die guten Erinnerungen zum Beispiel schützen unsere Seele vor zu vielen Eindrücken. An dieser Stelle sind Bezugspersonen, die sicher gebunden sind und sich durch ihre Spiegelneuronen gut in die Lage des individuellen Kindes hineinversetzen können, hilfreiche Begleiter, sodass die verinnerlichten ***Personen-Bilder (Introjekte)*** der Bewältigung schwieriger Lebenssituationen ein Leben lang dienlich sein können.

Zur Erinnerung: Kinder, die mit sicher-gebundenen Eltern oder Bezugspersonen aufwachsen, sind sehr viel besser in der Lage, in ihrem zukünftigen Leben Krisen- und Konfliktsituationen zu bewältigen. Zudem achten sicher-gebundene Eltern auf die Rhythmen ihrer Kinder und stellen sich auf diese und die Persönlichkeit des Kindes individuell ein.

So verinnerlichen alle Menschen neben den Personen-Bildern soziale Handlungsmuster, gesellschaftliche und familiäre Normen und Werte sowie Verhaltensweisen und Rhythmen beziehungsweise Grenzsetzungen und Strukturen, die uns den Alltag und die unterschiedlichen Herausforderungen meistern helfen.

In diesem Zusammenhang spricht der Buchautor Jay Earley von den sogenannten ***unterstützenden Selbstanteilen***.

Wie bereits mehrfach erwähnt, existieren neben den guten auch hemmende Einflüsse in Form von schmerzlichen, leidvollen, entwertenden, kränkenden und grenzüberschreitenden beziehungsweise missbräuchlichen Erlebnissen, die ebenfalls in deren Seele hinterlegt und gespeichert werden.

Da wir vermutlich als Menschen seelisch nicht überlebensfähig wären, wenn wir uns des seelischen Schmerzes und Leidens ständig bewusst wären, werden diese unangenehmen Erfahrungen entweder verdrängt, indem sie durch bestimmte andere Verhaltensweisen überlagert werden, oder sie werden auf andere Menschen projiziert. Bei ganz heftigen, traumatischen Erfahrungen werden die Erfahrungen dann auch abgespalten. Abgespaltene Eindrücke sind entweder nur sehr schwer, eingeschränkt oder gar nicht mehr zugänglich und veränderbar.

3.3. Schmerzhafte Emotionen

In der Beschäftigung mit den eigenen Selbstanteilen oder auch während einer therapeutischen Unterstützung geht es erst einmal darum, sich darüber klar zu werden, wie sich das eigene Leben entwickelt – und welche Kränkungen und Verletzungen es gegeben hat. Außerdem sollten die familiären Strukturen sowie unverarbeitete Familiengeheimnisse aufgespürt und dann bearbeitet werden.
Diese Aufarbeitung kann zuweilen ein sehr anstrengender und schmerzhafter Prozess sein, da wir in unserer Kindheit die leidvollen Erfahrungen verdrängen mussten, um seelisch zu überleben. Es gibt zahlreiche schmerzhafte Erfahrungen, die ich im Folgenden aufführen werde:

Zu diesen leidvollen Gefühlen gehören:

- sich allein zu fühlen

- sich im Stich gelassen zu fühlen

- sich zurückgelassen zu fühlen
- sich verlassen zu fühlen
- betrogen worden zu sein
- missbraucht worden zu sein
- gedemütigt zu werden
- in Panik zu verfallen
- Schamgefühle zu erleben
- sich schuldig zu fühlen
- Angst zu haben vor dem Kontrollverlust
- Verlustängste zu erleben
- Todesängste oder Vernichtungsängste zu haben
- Machtlosigkeit zu erleben
- sich wertlos zu fühlen
- sich leer zu fühlen
- sich bodenlos zu fühlen
- nicht wahrgenommen oder übergangen zu werden

- schutzlos zu sein
- nicht angenommen zu werden

Diese verdrängten und unterdrückten oder auch verleugneten oder abgespaltenen Gefühle werden in der Beschäftigung und Therapie mit den sogenannten „Selbstanteilen“ als „Verdammte“ bezeichnet.

3.4. Unangenehme, zumeist unbewusste familiäre „Botschaften“

Häufig werden diese genannten bedrohlichen Gefühle noch zusätzlich mit zumeist unbewussten „Botschaften“ verbunden, die unsere Bezugspersonen uns verbal oder nonverbal über entwertende Blicke und heruntergezogene Mundwinkel vermitteln.

Einige dieser Botschaften könnten so oder ähnlich lauten:

- Du bist wertlos.
- Du bist nicht liebenswert.
- Du bist für den Schmerz und das Leiden deiner Mutter, deines Vaters oder eines anderen Familienmitgliedes verantwortlich.
- Dein Verhalten führt uns in den Ruin.
- Wärst du doch besser ein Junge/ein Mädchen geworden!
- Dir gelingt nichts. Alles, was du anpackst, zerrinnt wie Sand in deinen Fingern.
- Du genügst nicht, du musst dich mehr anstrengen, um mich glücklich zu machen.

- Die Welt ist schlecht und gefährlich.
- Du bist schuld daran, dass
  - … nicht mehr lebt
  - die Firma pleitegegangen ist
  - wir ein behindertes Kind bekommen haben
  - wir nicht genügend zu essen haben
  - usw.

Frage: Welche unangenehmen Gefühle haben Ihre Kindheit geprägt, und welche versteckten Botschaften waren damit verbunden?

Doch wie vollziehen sich die seelischen Prozesse der Verdrängung, der Projektion oder der Abspaltung von eigenen störenden Selbstanteilen?

3.4.1. Weniger belastende Erlebnisse

Bei weniger belastenden Erfahrungen werden die unangenehmen Gefühle und leidvollen Erlebnisse durch andere Verhaltensweisen überlagert.

In der Arbeit mit den sogenannten „Selbstanteilen" unserer Seele spricht der Autor Jay Earley bei den ***verdrängten Gefühlen von den „Verdammten" und bei den Verhaltensweisen, die wir zeigen, um den verdrängten Schmerz nicht zu spüren, von den „Beschützern"***. Welche verschiedenen „Beschützer" gibt es, und wie sieht ihre Arbeit aus?

Die verdrängten Gefühle oder „Verdammten" habe ich bereits beschrieben. Wie sehen nun die „Beschützer" aus, die sich Menschen aneignen, um seelisch zu überleben?

Zu den „Beschützern":

- ***Intellektuelle Abwehr:*** Zu jedem Problem werden Erklärungen gesucht. Außerdem beschäftigen sich betroffene Menschen, die dieses Abwehrverhalten zeigen, gern mit anderen wissenschaftlichen Themen oder suchen sich Fragestellungen – wie zum Beispiel Fragen zur Gesundheit, zur Ernährung usw. – aus, um sich abzulenken.
- ***Hartherzigkeit:*** Dieses Verhalten tritt häufig bei kühl und distanziert wirkenden Menschen auf, die ihren Kummer abwehren.
- ***Leugnen:*** Eigene Schwächen oder Fehler werden geleugnet.
- ***Projektion:*** Eigene Schwächen werden auf andere Menschen übertragen und kritisiert.
- ***Kritisieren und Kontrollieren:*** Andere Menschen werden kontrolliert und ständig kritisiert.
- ***Rebellion gegen Autoritäten.***
- ***Anderen gefallen, um Anerkennung zu erhalten:*** Die Wünsche meines Mitmenschen erfülle ich, um auf diese Weise bestätigt zu werden.
- ***Stille Menschen, die wenig sagen, um nicht verurteilt oder abgewertet zu werden.***
- ***Nähe meiden:*** Gerade bei gewaltsamen oder missbräuchlichen Erfahrungen ist eine Folge dieser Erlebnisse, dass sich Betroffene zurückhalten und Angst vor zu viel Nähe haben.
- ***Zornige, aggressive Verhaltensweisen:*** Zornige Menschen gehören ebenfalls zu denjenigen, die andere mit ihrem Verhalten abschrecken und Angst vor zu viel Nähe haben.
- ***Gefühle unterdrücken und abtöten:*** Auch dies ist eine Überlebensstrategie, um den Schmerz und andere „Verdammte" nicht zu spüren.

- ***Die Welt grundsätzlich als gefährlich und bedrohlich erleben.***
- ***Dauerhaft einer Tätigkeit nachgehen, immer wieder neue Aufgaben annehmen. Keine Ruhe aufkommen lassen.***
- ***Rennen und ständig Sport treiben, wie z. B. Extremsportler.***
- ***Keinen klaren Gedanken fassen können:*** Immer wenn ich mich mit schmerzhaften Erfahrungen oder meiner eigenen seelischen und leiblichen Situation beschäftigen möchte, verliere ich den „roten Faden".
- ***Ständig in Bewegung sein:*** Sich neue Aufgaben suchen, um nicht das Gefühl der Leere fühlen zu müssen. Hinter diesem Gefühl könnte unter anderem die leidvolle Erfahrung der Angst und des Sich-im-Stich-gelassen-Fühlens stehen.
- ***usw.***

Frage: Welche „Beschützer" kennen Sie aus Ihrem Leben? Es können auch mehrere sein. In welchen Situationen treten Ihre „Beschützer" verstärkt auf? Können Sie einen Zusammenhang herstellen zwischen den Verhaltensweisen, die Sie als Erwachsene zeigen, und Ihren Kindheitserfahrungen?

Ergänzender Hinweis zu den „Verdammten":

„Verdammte" werden uns ein Leben lang begleiten. Je nachdem, wie prägend sie für uns in der Kindheit waren, ist die Stärke ihres Einflusses bis in das heutige Leben hinein wirksam.
Ein „Verdammter" merkt nicht, dass er mittlerweile erwachsen geworden ist und die Situation sich verändert hat.
Immer, wenn Menschen in eine Situation geraten, die Ähnlichkeiten mit der Kindheitssituation aufweist, in der es zu den verletzten Gefühlen gekommen ist, wird der „Beschützer" aktiviert. Wie in dem nachfolgenden Beispiel dargestellt, kann es zudem sein, dass „Beschützer" ein Leben lang

aktiviert bleiben, damit das Leid aus der Kindheit und Jugend sich nicht an die Oberfläche drängt und wir dadurch aufgefordert werden, uns mit den Schmerzen auseinanderzusetzen.

Beispiele:

Ein Beispiel für „Verdammte“ fand ich in dem Artikel „Die großen Ängste des kleinen Prinzen“ über Matthias Schweighöfer (DER SPIEGEL 10/2017, Alexander Kühn, Seite 74):

„Schweighöfer rennt. Jeden Tag ein, zwei Stunden, am liebsten durch den Wald, das beruhigt ihn. Rennen ist auch seine Art, sich durchs Leben zu bewegen. Von außen ist nicht immer ersichtlich, ob er auf ein Ziel zu rennt oder vor etwas davon. ‚Es ist beides‘, sagt Schweighöfer. Das Wegrennen hat wohl auch damit zu tun, dass er nie ein richtiges Zuhause hatte, sondern zwei halbe. Schweighöfer war drei, als seine Eltern sich trennten. Er wuchs bei der Mutter auf, in Frankfurt (Oder). Beim Vater in Berlin war er immer nur für ein, zwei Wochen. ‚Irgendwann hieß es dann, jetzt musst du wieder gehen.‘ Im Ankommen war das Gehen immer schon angelegt. Von der Kindheit ist der Rhythmus des Verabschiedens geblieben.“

Ebenfalls in diesem Artikel wird berichtet, dass Schweighöfer in einer anderen Wohnung als seine Lebensgefährtin mit den beiden gemeinsamen Kindern lebt. Manchmal übernachte er auch in der Wohnung seiner Freundin. Es sei ihm wichtig, ein guter Vater zu sein.

Dazu: Matthias Schweighöfer wiederholt mit seinen Kindern das Leben, das er selbst erfahren hat.

„Verdammte“ in diesem Zitat sind die Verlustängste und ein Trennungsschmerz, wenn er wieder vom Vater wegmuss. Gleichzeitig wird er beim Vater auch die Anwesenheit seiner Mutter vermissen und darüber traurig sein. Außerdem entwickeln Kinder, bei denen sich die Eltern in der frühen Kindheit trennen, Schuldgefühle, weil sie meinen, dass sie schlechte Kinder seien und die Eltern sich aus diesen Gründen getrennt hätten. „Beschützer“ ist der Sport, durch den Schweighöfer innere Spannungen abbaut, sodass er seinen Schmerz und seine Schuldgefühle nicht spüren muss.

Etwas weiter in demselben Artikel heißt es: „Beide Eltern sind Theaterschauspieler, und wenn sie gegen 18 Uhr zur Vorstellung aufbrachen, blieb er alleine. Schweighöfer sagt, noch heute steige gegen 17 Uhr leicht Panik in ihm auf. Er schaut auf die Uhr. 17.01 Uhr. ‚Aber nur, wenn ich alleine bin.' Als Fünfjähriger übernachtet er einmal als Fußabtreter vor der Wohnung, als Protest gegen die abwesende Mutter. Die Kindheit holt ihn bis heute ein: ‚Wenn ich nachts aufwache, ziehe ich mir die Decke über den Kopf, so wie früher, wenn ich Angst vor Monstern hatte. Es hört nie auf.'"

„Verdammte": Vernichtungs- und Verlustängste und allein zu sein.
„Beschützer": das Bett, das Geborgenheit und Wärme gibt.

Erstaunlich ist, dass Matthias Schweighöfer in diesem Beispiel bereits einen Zugang zu seinen „Verdammten" und „Beschützern" gefunden hat. In dem Artikel wird zudem erwähnt, dass er sich seit vorigem Jahr in therapeutischer Behandlung befindet. Weiter auf Seite 78 heißt es: „Fragt man ihn, warum er mit einem Journalisten so offen plaudert, schaut er erstaunt: Man habe ihn doch danach gefragt. Schweighöfer tut viel, um gemocht zu werden."

Auch hier wird noch einmal ein „Beschützer" genannt, die Anpassung und das Erfüllen von Wünschen und Vorstellungen meines Gegenübers.

Ein weiteres, von mir erdachtes Beispiel zur Verdeutlichung der prägenden Einflüsse aus der Kindheit ist das folgende:

Ein Mann hatte in seiner Kindheit seinen jüngsten Bruder durch einen Unfall verloren. Neben seinen Eltern trauerten er und seine ältere Schwester. Da er in dieser Situation die Eltern durch seine eigene Trauer nicht zusätzlich belasten wollte, fing er stattdessen an, den Alltag für die ganze Familie mit zu organisieren. Mit dieser Aufgabe war er neben der Schule den ganzen Tag beschäftigt und es gelang ihm, damit seinen Schmerz, seine Verzweiflung und das Gefühl der Ohnmacht zu unterdrücken und zu überspielen. Dieser „Beschützer" wurde ihm zu einem ständigen Begleiter, auch noch in seinem Leben als Erwachsener. Unermüdlich arbeitete er den ganzen Tag und gönnte sich keine Pause. Für den/die Arbeitgeber/In war er ein sehr geschätzter Mitarbeiter, weil er Extraaufgaben stets gern annahm und diese ordnungsgemäß ausführte. Schließlich nahmen seine Kräfte in der Lebensmitte immer mehr ab und er erlitt einen Zusammenbruch mit zweiundvierzig Jahren. Erst die Beschäftigung mit seinem bisherigen Leben und den verdrängten Gefühlen führte zu einer Verbesserung seiner Situation. Der Wiedereinstieg in seinen Beruf gelang ihm nur allmählich. Mühsam musste er lernen, sich und seine Gefühle zu spüren und seine Arbeitsleistung zu begrenzen.

Dazu: Fast jeder Mensch hatte in seiner Kindheit unangenehme Erlebnisse. Handelt es sich bei diesen Erfahrungen um nicht so schwerwiegenden Kränkungen und Verletzungen, werden diese verdrängt und von den „Beschützern" oder den zuvor genannten Abwehrmechanismen überlagert. Diese zu erkennen und allein oder mit Hilfe eines Fachmannes/einer Fachfrau zu bearbeiten und zu verwandeln, ist möglich. Aus meiner Sicht ist es jedoch während dieses Prozesses unerlässlich, sich dem Schmerz und den verdrängten Gefühlen zu stellen und diese auszuhalten.

Insbesondere bei der Beschäftigung mit den verdammten Selbstanteilen in unserer Seele, die vor dem vierten Lebensjahr verinnerlicht wurden, ist es wichtig, mit Symbolen, Klängen und anderen künstlerischen Mitteln zu arbeiten, da diese Selbstanteile ja in einer nichtsprachlichen Weise „gespeichert" wurden.

Leider suggerieren zahlreiche Ratgeber den Lesern/Innen, dass sie ihr Leben durch kleinste Anregungen verändern können. Das ist aus den genannten Gründen nicht der Fall! Wenn seelische Strukturen langfristig verändert werden sollen, dann gelingt das aus meiner Sicht nur über eine sehr tragfeste und sichere Bindungsbeziehung zu einem therapeutisch tätigen Menschen. Außerdem sollte ihr Bauchgefühl eine Stimmigkeit zeigen, und die therapeutische Arbeit sollte sich auf mehreren nonverbalen und verbalen Ebenen abspielen.

Handelt es sich jedoch um schwerwiegende übergriffige, gewaltsame und missbräuchliche Erfahrungen, die gegebenenfalls auch mit Entwertungen sowie quälenden Anschuldigungen und Bestrafungen einhergingen, dann konnten die sensiblen Seelen der Kinder und Jugendlichen meist nur dadurch überleben, dass sie den Zugang zu ihren Gefühlen „abgeschnitten" und ihre Gefühle – Schuld- und Schamgefühle – abgespalten haben.

3.4.2. Die Abspaltung von „schuldbehafteten Selbstanteilen“

Diese intensiven Schuld- und Schamgefühle werden im Innerseelischen so stark vom Bewusstsein verdrängt, dass sie meiner Auffassung nach, zumindest in den meisten Fällen, ein Leben lang nicht mehr erinnert und verändert werden können.
Würden sich diese Schuldgefühle sowie die heftigen seelischen Kränkungen ins Bewusstsein drängen, würden die betroffenen Menschen diese wahrscheinlich nicht überleben. Zudem ist die Wahrscheinlichkeit recht groß, dass sie schwere Depressionen oder starke Ängste und Panikzustände erleiden. Daher ist die gewählte Abwehrform der Spaltung, bei der die eigenen Schuldgefühle und Schmerzempfindungen unzugänglich sind und unbewusst auf andere Menschen übertragen werden, häufig die einzige Möglichkeit für Betroffene, seelisch zu überleben.
Bei einer Abspaltung von Gefühlen entstehen Erkrankungen wie die der narzisstischen Persönlichkeitsstörung oder der Borderline-Störung.

Das Leid der Kinderseelen

Was für ein Leid
mussten all die Kinderseelen erleiden,
bei denen die Lebensereignisse nicht
auf ihrer Seite waren
und das Wissen ihrer Eltern
nicht reichte,
um ihnen Schutz und Geborgenheit
zu geben.

Anpassung, Anpassung
und Anpassung,
jene Stichworte,
die ihnen ihr Überleben sicherten
und dennoch dazu führten,
dass sie sich selbst
und ihre Bedürfnisse verleugneten.
Abgeschnitten vom Leben,
von ihrem inneren Leben,
um zu überleben.

Alle Facetten
von Persönlichkeitsstilen entstanden,
die ganze Lebenswege prägten
und eine wirkliche Beziehung
zum Leben und ihren Liebsten
nur eingeschränkt möglich machten.

Nicht zu genügen
oder enttäuscht
über die Unzulänglichkeiten

der anderen.
Alle Bemühungen reichten nicht aus,
um den unerreichbaren
Zielvorgaben und unausgesprochenen Forderungen
zu entsprechen.

Das Leben bleibt unvollendet,
und damit nimmt die kindliche Tragik
ihren Lauf.
Die Trauer darüber
erleben andere.
Das Leid der geliebten Menschen
durchleiden jene,
die für ihr Leben eine starke Sensibilität wählten.
Ebenfalls
kein leichtes Los!

Doch kann es wenigstens beizeiten
mit einer Erfüllung des Lebens einhergehen,
die der Gruppe der anderen Schicksalsgenossen
versagt blieb.

Alles hat seinen Sinn,
auch wenn wir ihn nicht immer
innerhalb des einen, jetzigen Lebens
erahnen können.

Versuche die Aufgabe
in deinem Leben zu entschlüsseln,
um die Welt ein klein wenig besser zu machen.

Anja Funk-Klebe

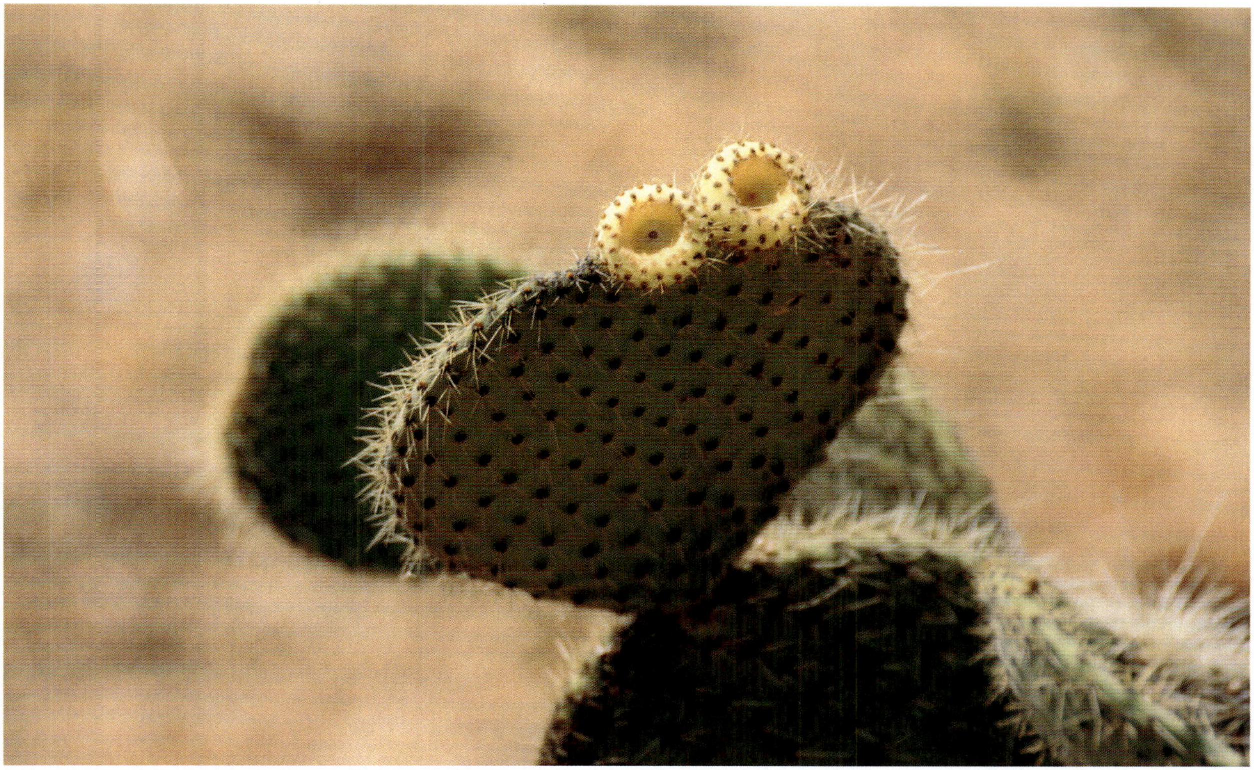

4. Die drei Abwehrniveaus

In der psychoanalytischen Fachsprache – die Psychoanalyse ist ein psychotherapeutisches Verfahren und wurde von Sigmund Freud (1856–1939) begründet – ist von den unterschiedlichen Abwehrniveaus die Rede. Diese werde ich kurz darstellen:

In dem Buch von Michael Ermann, „Psychotherapeutische und psychosomatische Medizin", erschienen im Kohlhammer Verlag, beschreibt der Autor in der dritten und überarbeiteten Auflage von 1999 drei unterschiedliche Strukturniveaus. Über diese lassen sich seelische Verhaltensweisen und psychische Erkrankungen besser einordnen und darstellen.

1. Das höhere/reife Strukturniveau: Neurotische Persönlichkeit
Auf Seite 58 schreibt der Autor: „Es wurde betont, dass die neurotische Persönlichkeit keine Störung im klinischen Sinne darstellt, sondern lediglich ein Erkrankungsrisiko. Es gibt aber Menschen, die sich – ohne eigentliche klinische Symptome zu entwickeln – wegen ihrer neurotischen Verhaltensmuster und Charakterzüge beeinträchtigt und in ihrer Erlebnisfähigkeit eingeengt fühlen und an den Folgen im Alltagsleben, speziell in ihren zwischenmenschlichen Beziehungen, leiden. Solche Charakterzüge sind zum Beispiel neurotisch überzogener Ehrgeiz, Ängstlichkeit, Kränkbarkeit, Altruismus, Neid, Eifersucht, Misstrauen, Unselbständigkeit, Selbstunsicherheit, Affektlabilität und Impulsivität – Eigenschaften, die zu vielfältigen zwischenmenschlichen Spannungen und Konflikten Anlass geben können und das Leben nachhaltig beeinträchtigen."

2. Neurotische Persönlichkeit auf mittlerem (narzisstischem) Strukturniveau:
Michael Ermann schreibt ebenfalls auf S. 58: „Die Betroffenen sind abhängig von Anerkennung und Bestätigung und deshalb leicht kränkbar und bereit zum Rückzug. Es liegen Selbstwertkonflikte und Verlustängste aus der gescheiterten Autonomieentwicklung zugrunde, die durch Identifizierung mit den Erwartungen anderer, Idealisierung und Entwertung und durch Kontrollieren abgewehrt werden."

3. Neurotische Persönlichkeiten auf niederem Strukturniveau (Borderline-Niveau):
Weiter schreibt der Autor auf S. 58: „Die Borderlinepersönlichkeit, bei der gravierende Störungen des Selbstgefühls mit einer geringen Frustrationstoleranz, Affektlabilität und Impulsivität (Ich-Schwäche) verbunden sind. Sie beruht auf einer basalen Grundstörung der frühen Individuationsentwicklung und ist mit der Abwehr von Verlassenheitsängsten durch Spaltung und Projektion (projektive Identifizierung) verbunden."

Abwehrniveaus, Psychische Diagnosen – eine Zwischenbetrachtung

Bei der zuvor beschriebenen Klassifizierung der psychischen Abwehrniveaus geht es um eine „Einteilung" des Menschen und seines psychischen Verhaltens beziehungsweise Krankheitsbildes. Ich ordne die Symptomatik eines Menschen in ein vorgegebenes System (Abwehrniveaus) ein.

Während der Zeit des Nationalsozialismus wurde vielen Menschen ihre psychische oder psychiatrische Erkrankung zum Verhängnis, weil diese für sie das Todesurteil bedeutete. An anderen Menschen

wiederum wurden Medikamente erprobt, sodass ihnen dadurch bedingt Schmerzen in körperlicher sowie seelischer Form zugefügt wurden und sie oft ein Leben lang unter den Folgen litten.
Ein weiterer negativer Aspekt der Kategorisierung eines Menschen und der Festlegung einer Diagnose liegt meines Erachtens darin, dass Diagnosen festgehalten werden, zum Beispiel in einem Arztbrief, und der/die Klient/In mit dieser Diagnose im Sinne der Abklärung zu den verschiedensten Ärzten geschickt wird. Schwierig kann es für die Betroffenen werden, wenn der Arzt oder die Ärztin, weitere Fachleute oder Therapeuten/Innen sich nicht die Mühe geben, den individuellen Menschen kennenzulernen, um sich ein eigenes Bild zu machen. Das sind eher die negativen Aspekte einer Zuordnung von Verhaltensweisen und Auffälligkeiten im menschlichen Miteinander.

Diagnosen und seelische Klassifizierungen können aus meiner Sicht jedoch auch sehr hilfreich sein, insbesondere dann, wenn Angehörige sich orientieren möchten und im Zusammenleben mit ihren betroffenen und erkrankten Mitmenschen Anregungen benötigen. Gerade bei seelischen Erkrankungen gibt es häufig keine sichtbaren Hinweise auf die Schwierigkeiten und die Erkrankung.
Es gibt zwar Besonderheiten im Verhalten und in den Reaktionsweisen der Betroffenen, die jedoch insbesondere Kinder als „normal“ einstufen, weil sie von Anfang an mit diesem Menschen aufgewachsen sind. ***Gerade Kindern und auch anderen Familienangehörigen, Partnern/Innen, die im direkten Zusammenleben mit Erkrankten immer wieder mit schwer einzuschätzenden Verhaltensweisen konfrontiert werden, fällt es meiner Meinung nach ohne diese Einordnungsmöglichkeiten sehr schwer, ihr eigenes Verhalten und das des Gegenübers zu verstehen beziehungsweise sich davon abzugrenzen!*** Deswegen können Diagnosen und auch die Einstufung von Verhaltensweisen in das Klassifizierungsmodell der Abwehrmechanismen sowohl Angehörigen als auch Betroffenen dazu dienen, besser mit vorhandenen seelischen Mustern und seelischen Erkrankungen zurechtzukommen. ***Ganz wichtig ist es aus meiner Sicht, dass wir dabei den individuellen Menschen nicht aus den Augen verlieren.*** Jeder Mensch ist anders und hat sein eigenes Schicksal und seine eigene Erkrankungsform.
Das bedeutet, dass jeder/e Einzelne dazu aufgefordert ist, sich in gewisser Weise auch wieder von Einordnungen zu lösen, da sonst die Gefahr besteht, dass Betroffene stigmatisiert werden und Sie und ich den Blick für die positiven Anteile und Aspekte, ja die Persönlichkeit als solche, nicht mehr ausreichend wahrnehmen.
In mehreren Gesprächen mit Bezugspersonen, die einen Borderline-Persönlichkeitsstil haben, konnte ich selbst erleben, dass es ihnen durchaus möglich war, ihr eigenen Verhalten zu

reflektieren. Mit Hilfe therapeutischer Unterstützung konnten sie unter anderem beschreiben, in welchen Situationen sie zu einem manipulativen Verhalten neigen. Ebenso wussten sie, dass sie hohe Anforderungen an die eigenen Kinder stellten. Diese sollten verständnisvoll und „artig" sein. Dass diese Anforderungen nicht kindgerecht sind, war ihnen klar. Allein diese Reflexion kann bei Angehörigen und Kindern dazu beitragen, sich zumindest ansatzweise wahrgenommen zu fühlen.

Unendlicher Schmerz

Unendlicher Schmerz,
da einige der wichtigsten Menschen
mein Wesen nicht erkannten
und auf meine seelischen Bemühungen
nicht angemessen antworteten.

Unendlicher Schmerz,
weil sie ständig neue Reize brauchten
und eigene Grenzen
dabei stetig überschritten.
Ein starres Voranschreiten
auf dem Wege der Selbstzerstörung.

Unendlicher Schmerz
nur aushaltbar,
wenn der Sinn dahinter
ab und an als Wandlungsaufgabe erkennbar wird
und es die Möglichkeit gibt,
dem Grauen mit Lichtesfluten zu begegnen,
um dem Zerstörerischen ein Ende zu bereiten.

Durchströme mit Liebe
meine Weggefährten und mich
mit Sonnenkraft und Geistesblitzen,
um Lichtimpulse und Menschlichkeit
verantwortungsvoll ins Leben einfließen zu lassen.

Stärke und beschütze jene Menschen,
die Wandlungskräfte haben

und ihr Wirken in den Dienst
der Menschlichkeit stellen wollen.

In Dankbarkeit und Demut
verneigen wir uns
vor dem weisheitsvollen Weltenwalten.

Anja Funk-Klebe

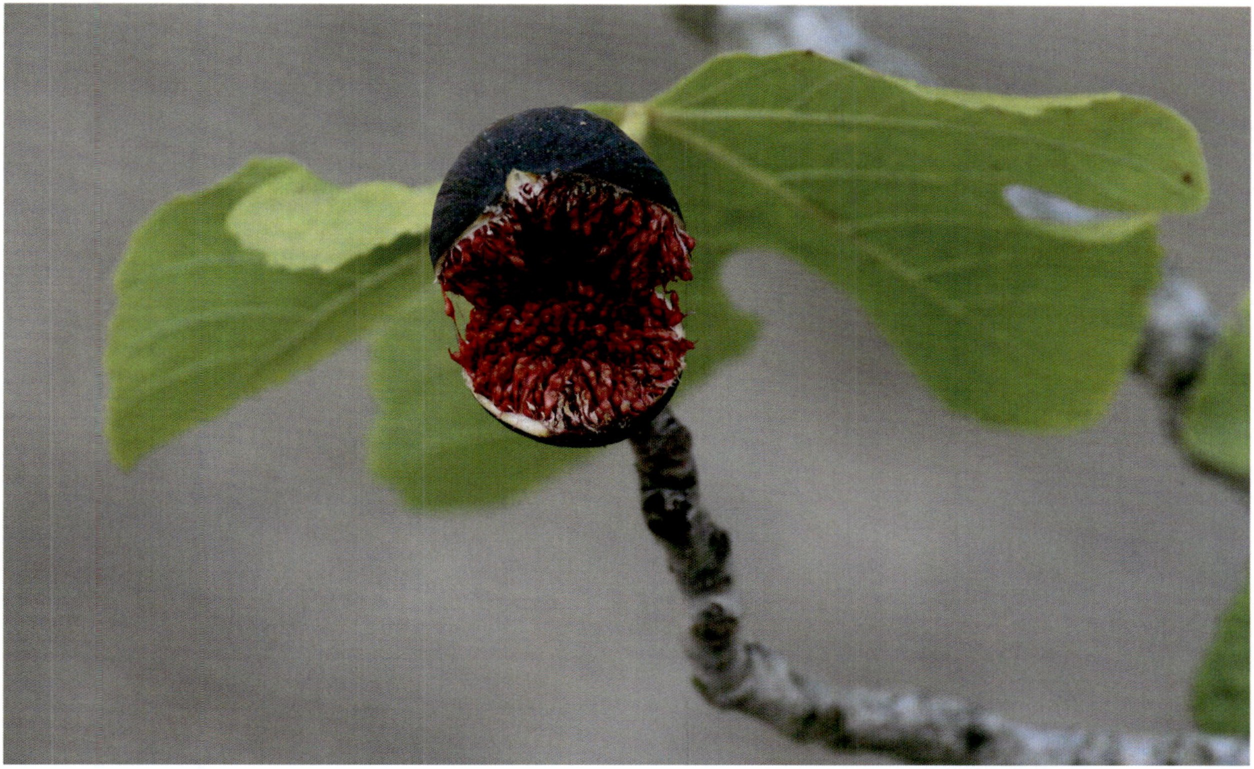

5. Manipulation und seelischer Missbrauch durch Menschen mit einem narzisstischen Persönlichkeitsstil

Jochen Peichl beschreibt in seinem Buch „Narzisstische Verletzungen der Seele heilen“, erschienen 2015 in der Reihe „Leben lernen“ im Klett-Cotta Verlag, auf Seite 43: „Nehmen wir an, Paula hat als Vierjährige voller Stolz im Garten alle aufgeblühten Tulpen aus dem neu angelegten Blumenbeet ausgerissen und wollte ihrer Mama eine Freude bereiten, da sie schon erkannt hat, wie sehr sich Mama über frische Blumen freut. Aber als sie freudestrahlend mit dem Strauß um die Ecke biegt, sieht die Mutter sie nur fassungslos an und beginnt zu toben und zu schreien und schickt Paula ins Bett. Sie versteht die Welt nicht mehr!“

Dieses Beispiel verdeutlicht sehr gut die Problematik zwischen Paula und ihrer Mutter. Im Kontakt ihrer Mutter mit anderen Menschen hat Paula als kleines Kind mehrfach mitbekommen, dass diese sich freut, wenn sie Blumen geschenkt bekommt. Die Freude der Mutter oder der engsten Bezugspersonen zu erleben, ist, wie ich bereits mehrfach erwähnt habe, für das seelische Überleben kleiner Kinder lebensnotwendig. Daher hofft Paula auf eine positive Rückmeldung und einen strahlenden Gesichtsausdruck ihrer Mutter. Diese jedoch beschimpft Paula und schickt sie weg; sie reagiert damit entwertend und bestrafend und entzieht ihr Zuwendung und Liebe. Da Paula erst vier Jahre alt ist, wirken diese Entwertung, der Liebesentzug und die Beschimpfung traumatisierend und verstörend auf die kindliche Seele.
Im Zusammenleben von Kindern oder Partnern mit einem/r Vater/Mutter oder einem/r Partner/In wirken diese nicht vorhersehbaren Entwertungen und Beschimpfungen und der seelische Rückzug beziehungsweise Liebesentzug stark kränkend, bei Kindern auch traumatisierend.
Kinder wie Paula verinnerlichen diese Bestrafungen und haben folglich Schuld- und Schamgefühle. Kommt es häufiger zu negativen Entwertungen und Erlebnissen – bei Bezugspersonen mit einem narzisstischen Persönlichkeitsstil muss man täglich damit rechnen, manchmal auch mehrmals am Tag –, dann meinen Kinder, sie seien schlechte Menschen. Dieses Gefühl kann ein Leben lang bestehen bleiben.

5.1. Zum Begriff des „falschen Selbst“

Außerdem besteht die Gefahr, dass Kinder und Jugendliche, die mit Bezugspersonen aufwachsen, die einen sogenannten „malignen Narzissmus“ oder eine Borderline-Symptomatik zeigen, immer weiter versuchen, sich dem gewünschten Bild, den unbewusst formulierten Vorstellungen der Bindungspersonen oder den gestellten Forderungen anzupassen, und auf diese Weise ein sogenanntes „falsches Selbst“ entwickeln. Sie glauben, im Verlaufe ihres Lebens immer eigenständiger zu handeln, jedoch ist das Gegenteil der Fall: Viele Menschen verlieren auf diese Weise zunehmend den Bezug zu ihren eigenen Bedürfnissen und Wünschen beziehungsweise zu ihrem Lebensweg und den Stationen sowie ihren Zielen auf diesem Weg.

5.2. Zum „Wiederholungszwang im Seelischen"

Zudem neigen ehemalige Kinder und Jugendliche, die mit einem Elternteil aufwuchsen, der einen in der zuvor beschriebenen Weise besonderen Persönlichkeitsstil aufweist, als Erwachsene im weiteren Leben vielfach dazu, sich wiederum Partner/Innen zu wählen, die ebenfalls narzisstische und entwertende Verhaltensweisen zeigen. Unbewusst setzt sich hier die „Negativspirale" fort, weil sich die Entwertungen und Manipulationen durch den/die Partner/In fortsetzen.

5.3. Verschärfte Folgen bei zusätzlichen Gewalterfahrungen und sexuellen Übergriffen und Missbräuchen

Während die oben beschriebene Situation der kleinen Paula einen seelischen Missbrauch zeigt, indem das Mädchen durch das Verhalten der Mutter im eigenen Wesen und Verhalten manipuliert und sprachlich entwertet beziehungsweise durch einen Liebesentzug erniedrigt wurde, führen vielfach tatsächliche Gewalterfahrungen und sexuelle Missbräuche durch Bindungspersonen dazu, dass Kinder diese Grenzüberschreitungen seelisch nur überleben können, indem sie ebenfalls einen narzisstischen oder Borderline-Persönlichkeitsstil entwickeln. Dadurch gelingt es ihnen, alle unangenehmen eigenen Impulse oder Schwächegefühle auszugliedern, sie zu „externalisieren" und auf andere Menschen zu übertragen.

Noch einmal: Diese Verhaltensweisen dienen dem seelischen Überleben!

Persönliche Bemerkung: Dieser Überlebensaspekt, der durch das Ausgeliefertsein des Kindes gegenüber seinen Bezugspersonen entstanden ist, stellt meines Erachtens die einzige Möglichkeit dar, ein Verständnis für diese Menschen mit narzisstischem Persönlichkeitsstil zu entwickeln, weil das Leiden ihrer Mitmenschen so unermesslich ist und häufig ein Leben lang anhält. Vor allem ist das Leiden der Mitmenschen und engsten Angehörigen im Falle von Menschen mit einem malignen Narzissmus nicht auflösbar, weil diese meiner Meinung nach keinen Zugang zu ihrem Verhalten haben und diesen auch nicht entwickeln können.

Menschen, die als Kinder einen sexuellen Übergriff oder einen sexuellen Missbrauch erlitten und die in dessen Folge einen narzisstischen Persönlichkeitsstil entwickelt haben, stehen ebenfalls dauerhaft unter seelischer Spannung. Sie erwarten von ihren Mitmenschen, dass diese

- ihre nicht erfüllbaren Wünsche erfüllen,
- immer wieder neue tolle Reize schaffen,
- sie anhimmeln.

Dennoch wächst die seelische Spannung bei diesen Menschen mit einem malignen Narzissmus wie bei einem Geysir, bei dem der Druck im Erdreich immer mehr zunimmt und sich als Wasserfontäne entlädt, bis es zur Entwertung und Demütigung kommt. In der Natur ist dieses Schauspiel zwar sehr beeindruckend zu erleben, in der zwischenmenschlichen Beziehung jedoch ist die ständig drohende Entwertung kaum auszuhalten und sorgt dauerhaft für Ängste und Unsicherheiten, insbesondere bei kleinen Kindern.

Da die Wünsche und Vorstellungen eines Menschen mit einem narzisstischen Persönlichkeitsstil nicht erfüllbar sind, enttäusche ich als Kind oder als Partner/In mein Gegenüber immer wieder. ***Die endgültige Bestätigung als Kind und als Partner/In wird mir ein Leben lang versagt bleiben – ein tiefer, kaum auszuhaltender Schmerz!***

Was passiert, wenn ich in den Augen eines Menschen mit einem narzisstischen Persönlichkeitsstil versage?

- Er/Sie versucht mich zu manipulieren, indem er/sie mir Versprechungen macht, die er/sie nicht einhält.
- Der/Die kranke Narzisst/In hinterfragt die eigenen Verhaltensweisen nicht!

Er/Sie muss sich für grandios halten, um das eigene Überleben aufrechtzuerhalten (ein gutes Beispiel für einen Menschen mit einem malignen Narzissmus ist übrigens Donald Trump). Das bedeutet in realen Zusammenhängen, dass Geschichten so erzählt und beschrieben, manipuliert und umgedichtet werden, bis der/die Narzisst/In meint, der/die Beste zu sein und alles richtig gemacht zu haben. Zudem wird nicht zugelassen, dass es Menschen gibt, die vielleicht auch mal recht haben könnten. Der/Die Narzisst/In weiß alles besser und ist in keiner Weise kritik- und kompromissfähig. Steigt dann der Spannungspegel bis ins Unerträgliche, werden diese Spannungen abgeführt, indem gerade der Mensch kritisiert und entwertet wird, der dem/der Narzissten/In über den Weg läuft oder sich in dessen/deren unmittelbarer Nähe befindet. Bei Kindern, die sich über viele Jahre immer in der Nähe ihrer engsten Kontaktpersonen aufhalten müssen, ist das fatal, weil sie häufig Opfer der narzisstischen Entwertungen werden und sich dem nicht entziehen können, wie bei dem Beispiel mit Paula deutlich wurde.

Menschen mit einem narzisstischen Persönlichkeitsstil neigen dazu, sich mit der Hilfe unterschiedlichster Suchtmittel zu betäuben. ***Auf diese Weise zerstören sie sich in gewisser Weise auf die Dauer selbst. Für Kinder ist diese Selbstzerstörung der Mutter/des Vaters ebenfalls schwer zu ertragen und erst recht nicht zu verstehen.***

Diese Abhängigkeiten von Bezugspersonen, dieses Ausgeliefertsein und die damit einhergehenden Schuld- und Versagensängste treten auch in Partnerschaften auf, in denen ein/e Partner/In einen narzisstischen Persönlichkeitsstil aufweist. Es können auch beide Partner Narzissten sein oder einen anderen auffälligen und einseitigen Persönlichkeitsstil zeigen. Dadurch bedingt entwickeln sich dann besonders viele Formen der Destruktivität, insbesondere in Beziehungen, die länger halten.

5.4. Zerstörerische Paarbeziehungen

Wie ich schon beschrieben habe, suchen sich Erwachsene, die als Kinder seelische Traumatisierungen erfahren haben, meistens Partner/Innen, die ebenfalls traumatisierende Verhaltensweisen zeigen. Warum nur wählen erwachsene Menschen Partner/Innen, die ihnen nicht guttun, die sie entwerten und manipulieren? Mit dem Verstand lässt sich dieses Verhalten nicht nachvollziehen!

Es sind die innerlichen negativen Selbstanteile in Form von gewaltsamen Bindungserfahrungen, die uns bekannt und vertraut sind und die wir deswegen erneut unbewusst suchen.

Nun gibt es ja sowohl Männer als auch Frauen, die gewalttätig werden beziehungsweise alle anderen beschriebenen Verhaltensweisen zeigen, die zum narzisstischen Persönlichkeitsstil gehören. Wie ich bereits erwähnte, wurde dieser Persönlichkeitsstil entwickelt, um das eigene seelische Überleben zu sichern. Und obwohl diese Männer und Frauen ihre ganze Macht ausspielen und sich immer wieder auch machtvoll über andere erheben, indem sie diese entwerten, um sich selbst zu stärken, sind sie im Grunde genommen eher schwache Menschen, die über ein ganz geringes Selbstwertempfinden verfügen.

Jochen Peichl schreibt in seinem Buch „Destruktive Paarbeziehungen, Das Trauma intimer Gewalt, Leben lernen", im Klett-Cotta Verlag, Stuttgart im Jahr 2008 erschienen, auf Seite 183: „Männer, die sich in häuslicher Gewalt verstricken, kommen häufig aus Primärfamilien, in denen sie Missbrauch erlitten oder aber Missbrauchshandlungen an wichtigen anderen beobachtet haben. Aufgrund der großen Zahl innerer böser Introjekte (Selbstanteile) und der daraus folgenden schwachen Ichstruktur (Selbstwertgefühl) versuchen Männer durch Spaltung und Projektion (Übertragung) ihres niederen Selbstwertgefühls auf die Partnerin, sich selbst zu stabilisieren und den Verlust der Selbstkohärenz (das Gefühl, Ruhe zu bewahren in angespannten Situationen) zu vermeiden. Durch verbale Entwertungen, ungerechtfertigte, vernichtende Kritik versuchen sie via projektiver Identifikation (sie übertragen ihre negativen eigenen Anteile auf die Frau und bekämpfen sie dort, indem sie die Frau abwerten und beschuldigen) den Selbstwert der Frau zu zerstören. ‚Missbräuchliche Männer' können sich selbst von Gefühlen von Unzugänglichkeit und niederem Selbstwert entlasten, indem sie sie ihren Frauen einflößen. Dieser Prozess befreit sie nicht nur von den Gefühlen, sondern sie können sich auch kraftvoll und mächtig im Gegensatz zu der Schwäche, die sie in der Partnerin sehen, erleben."

Doch nicht nur Männer reagieren so, ebenso gibt es Frauen, die Gewalt ausüben und die gleichen Verhaltensweisen ihrem Partner gegenüber zeigen.

Dazu zitiere ich noch einmal Jochen Peichl, Seite 199: „Bei Männern sind es vor allem Selbstanteile, die mit Hilflosigkeit, Verletztsein, Schwäche und Kleinheitsangst zu tun haben. Sie werden im

Vorgang der Projektion in die weibliche Partnerin ausgelagert und dort verachtet und bekämpft. Bei Frauen überwiegen Ego-States (Selbstanteile) voller Aggression, Hass, Rachegelüste und Zerstörungswunsch, die mit dem eigenen Rollenbild nicht kompatibel (in Einklang zu bringen) sind und stellvertretend im männlichen Partner entfacht werden."

Dennoch kommt in unserer deutschen Gesellschaft meines Erachtens häufiger die Situation vor, dass Frauen sich in der Opferrolle befinden und nicht Männer. Auch sind die Fälle, in denen Frauen Gewalt gegenüber ihrem Partner ausüben, weniger in der Öffentlichkeit bekannt. Das ist zumindest mein persönlicher Eindruck.
Bei gleichgeschlechtlichen Partnern/Innen gelten die gleichen Zusammenhänge: Liegt bei einer von beiden Personen oder sogar bei beiden ein besonderer Persönlichkeitsstil vor, dann verläuft die Partnerschaft schwieriger und belasteter. Zeigen beide einen auffälligen Persönlichkeitsstil, kann es immer wieder dazu kommen, dass es auch wechselweise zu Entwertungen und seelischen Missbräuchen kommt oder dass beide gewalttätig sind.
In einem Artikel der Welt N24 online von Philip Kuhn, am 22.11.2016 veröffentlicht, beschreibt der Autor, dass die Gewalt durch Lebensgefährten und Ex-Partner zunimmt.
Eine Studie des Bundeskriminalamts (BKA) und des Familienministeriums zeigt, dass etwa 82 Prozent der Frauen Opfer von Gewalt werden. Bei den Männern stieg die Prozentzahl der Betroffenen in den letzten Jahren von 16,5 auf 18,2 Prozent.
Weiter wird in dieser Studie berichtet, dass die meisten Taten (37 Prozent) erst nach dem Beziehungsende geschehen. Während der ehelichen Beziehung passieren etwa 33 Prozent erfasster Strafhandlungen und in nicht ehelichen Partnerschaften etwa 30 Prozent.

Zwischenbemerkung: Bezüglich dieser Zahlen möchte ich hinzufügen, ***dass Gewalttaten in Paarbeziehungen nicht nur von Menschen mit einem narzisstischen Persönlichkeitsstil begangen werden!*** Gründe für ein gewalttätiges Verhalten gibt es viele, dennoch haben, wie ich mehrfach ausgeführt habe, meines Erachtens die Personen, die gewalttätig werden, sehr oft selbst Gewalt in der eigenen Kindheit erfahren – Gewalt in den unterschiedlichsten Facetten und Formen. Dieser Ohnmacht und der Empfindlichkeit der Situation vollkommen ausgeliefert zu sein, hinterlässt in der Kindheit den Eindruck der Leere und Ausweglosigkeit. Bei einem erwachsenen Menschen kann dann der Wunsch entstehen, endlich dieser „Spirale der Erniedrigung und Machtlosigkeit" zu entfliehen, indem man sich mit dem/der verinnerlichten Aggressor/In beziehungsweise mit den

verinnerlichten Selbstanteilen identifiziert. Auf diese Weise entsteht das Gefühl der Macht, und Menschen, die gewalttätig werden, fühlen sich als Handelnde.
Die hohe Prozentzahl der Gewalttaten im Anschluss an die Ehe erkläre ich mir dadurch, dass sich die Opfer in dem Moment, in dem sie die Negativspirale verlassen, als stark und eigenständig erweisen. Da der/die Täter/In jedoch die Wiederholung des negativen Kreislaufes braucht, um sich seelisch zu stabilisieren, gerät vermutlich er/sie beim Verlassen in einen labilen innerseelischen Spannungszustand, den der/die Täter/In kaum aushalten kann, weil er/sie fürchtet, durch die Abwendung des/der Partners/In seelisch vernichtet zu werden. Um der eigenen Vernichtung zuvorzukommen, wird der Versuch unternommen, dem „Aggressor" zu schaden und ihn vor der eigenen Vernichtung zu „zerstören". Ein persönlicher Erklärungsversuch!

Jochen Peichl, den ich schon mehrfach zitiert habe, erwähnt ebenfalls in seinem Buch „Destruktive Paarbeziehungen", dass Männer durch Frauen in ihrer Männlichkeit bestätigt und anerkannt werden wollen. Dadurch bedingt wird ihr Selbstwertgefühl gesteigert. Sie fordern Frauen gerade dazu auf, sie immer wieder aufs Neue in ihrer Männlichkeit zu bestärken, damit ihr Selbstwertgefühl nicht brüchig oder labil wird.
Schwierigkeiten können dann auftreten, wenn Frauen aufgrund der Erziehung der Kinder und einer beruflichen Beanspruchung zusätzlich gefordert sind und dadurch bedingt ihre volle Aufmerksamkeit nicht ihrem Partner zuwenden können. In Folge können dann bei den Männern Fragmentierungsängste entstehen.

Tritt das Gefühl der Machtlosigkeit, Leere und der beschriebenen Fragmentierungsangst auf, dann beginnt der Negativkreislauf, den ich im Folgenden beschreiben werde. Anregungen für die Darstellung des seelischen Missbrauchs und des negativen Kreislaufes der Gewalt sind ebenfalls dem Buch „Destruktive Paarbeziehungen" entnommen.

5.5. Zur Konfliktspirale

Voraussetzung für das Einsetzen der Konfliktspirale bei Menschen mit auffälligen Persönlichkeitsstilen – in diesem Fall der narzisstische Persönlichkeitsstil – ist der Spannungsaufbau im Seeleninneren.

1. Stufe: Dieser Spannungszustand wird hervorgerufen durch …

- verinnerlichte schuldbehaftete Selbstanteile
- ein schwaches Selbstempfinden
- Angehörige, die den nicht erfüllbaren Wünschen und Vorstellungen nicht entsprechen
- belastende Konflikte in der Paarbeziehung, weil der Partner nicht das macht, was der Narzisst will
- Partner/Innen, die arbeiten gehen, sich der Kindererziehung widmen oder anderen Aufgabenfeldern nachgehen
- eigene Unsicherheiten aufgrund von Krankheiten, Verlust der Arbeitsstelle, Verlust eines Angehörigen usw.
- zu hohe Erwartungen an sich selbst

2. Stufe: Die Person mit einem malignen Narzissmus wird nun versuchen, sich dieser Spannung zu entledigen, indem er/sie alles daransetzt, Kontrolle über den/die Partner/In auszuüben, und zwar durch …

- Verunsicherung
- negative Kritik
- Angst
- Beschimpfungen

- und frei erfundene schlechte Verhaltensweisen, die dem/der anderen unterstellt werden.
- Aber auch durch die Projektion eigener Schwächen und eigenen Fehlverhaltens auf den/die Partner/In, der/die sich aufgrund eines mangelnden Selbstwertempfindens mit diesen negativen Zuweisungen identifiziert, sich schlecht fühlt (projektive Identifikation). Er/Sie wird immer unsicherer und der/die Narzisst/In fühlt sich bestätigt in der Kritik und bekämpft sein Gegenüber noch mehr – so lange, bis es zur dritten Stufe des Kreislaufes kommt.

3. Stufe: Explosion

Die Spannung entlädt sich in einer heftigen sprachlichen Entwertung und Beschimpfung sowie in negativen Unterstellungen und falschen Behauptungen, aber auch im Liebensentzug, indem der/die Partner/In das Haus verlässt, sich abwendet und gar nicht mehr mit dem/der Entwerteten spricht oder ihn/sie anschaut. Zur Unterstützung der Erniedrigung verziehen sich die Mundwinkel nach unten und die Augen schauen verachtend. Diese Gestik/Mimik hat einen symbolischen Charakter, und deswegen berührt und kränkt sie die Betroffenen bis in die letzte Zelle. Sie fühlen sich dadurch noch schlechter und schuldhafter. Eine verschärfte Spannungsabfuhr ergibt sich, wenn es dann in diesem Negativkreislauf noch zu gewaltsamen beziehungsweise sexuellen Nötigungen oder sexuellen Missbräuchen kommt.

4. Stufe: Reue und Zuwendung durch den/die Täter/In

Der/die Täter/in hat sich der Spannung entledigt und versucht, den/die Partner/In durch Geschenke zurückzugewinnen, droht (in extremeren Fällen) sogar mit Hilflosigkeit und Selbstmord. Zudem versprechen Menschen mit einem narzisstischen Persönlichkeitsstil Besserung, indem sie sagen, dass so etwas nie wieder passieren wird.
Schwache Partner/Innen mit einem sehr geringen Selbstwertgefühl neigen sogar dazu, die Schuld auf sich zu nehmen und die Gründe der Eskalation bei sich zu suchen. In diesem Verhalten liegt der Wunsch begründet, dass nun alles Leid vergessen ist und endlich ein Neuanfang möglich wird. Der Wunsch nach der „heilen Welt", der Familie ohne Konflikte (die es nicht gibt) und einem entspannten, harmonischen Miteinander hat in diesem Verhalten seine Ursache.

5. Stufe: Die Phase der Manipulation/Verleugnung und dennoch Honeymoon

Die Entlastung – die Phase, in der die Spannung gering ist – hält nur sehr kurz an. Die Person mit dem malignen Narzissmus macht sich vor, es gehe ihr gut, doch da es quasi so gut wie nie einen Zustand der kompletten Erfüllung und Entspannung gibt, setzen die Spannungen bald wieder ein. Die Beziehung zum/zur Partner/In gestaltet sich dennoch in dieser Phase am harmonischsten, weil beide Partner sich vormachen, es sei alles bestens und von nun an beginne ein neues Leben. Diese Illusion gleicht etwa dem Zustand der anfänglichen Verliebtheit und wird aus diesem Grunde „Honeymoon-Phase" genannt.
Doch wie schon erwähnt, gibt es bei einem Menschen mit einem narzisstischen Persönlichkeitsstil keine spannungsfreie Zeit, ganz im Gegenteil, es werden auch innerhalb dieser Phase neue Spannungen aufgebaut! An dieser Stelle beginnt dann die Spirale wieder von vorne.

Frage: Gibt es in Ihrem Verwandtenkreis, in Ihrem beruflichen Umfeld oder im Kreise anderer Menschen, mit denen Sie enger verbunden sind, wiederkehrende Verhaltensweisen, bei denen Sie an den zuvor beschriebenen negativen Kreislauf der Gewalt erinnert werden?

Zwischenbetrachtung: Es ist so fatal und für mich manchmal schwer auszuhalten, dass es Angehörigen, Partnern/Innen, Kindern und Jugendlichen so schwer gelingt, sich aus diesem Negativkreislauf zu befreien!
Das ist aus meiner Sicht dadurch bedingt, dass die Betroffenen und Mitmenschen im Umfeld eines Menschen mit einem malignen Narzissmus den zuvor dargestellten Kreislauf nicht kennen und ihn dadurch auch nicht erkennen können. Ein Grund mehr für die Existenz dieses Buches!
Zudem sind die zumeist in der frühen Kindheit entstandenen Prägungen oft unbewusst vorhanden und dem Bewusstsein nur bedingt oder gar nicht zugänglich. Hier ist eine therapeutische Begleitung und Unterstützung bei den meisten Betroffenen zur Aufarbeitung der kindlichen Strukturen sinnvoll und unerlässlich. Zumal dieser Prozess der Aufarbeitung häufig einhergeht mit dem Erleben der eigenen Ängste, Schuldgefühle und der nicht hinreichenden Fürsorglichkeit der Bindungspersonen. Während dieses Vorgangs der Aufarbeitung entstehen seelische Schmerzen, ebenso können depressive Verstimmungen und Ohnmachtsgefühle vorkommen. Da ist es wichtig, eine Fachkraft an Ihrer Seite zu haben, die Sie durch diese Phase der Bewusstmachung trägt und Sie

stützt und begleitet. Außerdem sind, wie schon erwähnt, nicht alle Menschen in der Lage, einen Zugang zu ihren Kindheitserlebnissen und Gefühlen herzustellen. Auftretende Gefühle würde sie zu sehr in ihrem Selbstgefühl verunsichern und destabilisieren.
Ferner geht die deutsche Bevölkerung eher vermeidend mit den eigenen Schwächen, Krisen und unangenehmen Gefühlen um. Einen möglichen Grund dafür sehe ich in der Zeit des Nationalsozialismus. Doch es gibt sicherlich noch weitere Gründe, die hierfür ursächlich verantwortlich sind. Auf einige dieser Gründe ist der bereits verstorbene Psychoanalytiker und Professor Horst-Eberhard Richter in seinem Buch „Der Gotteskomplex" eingegangen, in zweiter Auflage 2012 im Psychosozialverlag, Gießen erschienen.

5.6. Zur eingeschränkten Leidensfähigkeit der deutschen Bevölkerung

Ich möchte noch einmal auf die verschiedenen Abwehrniveaus zurückkommen. In der Beschreibung von Michael Ermann gibt es drei Strukturniveaus.

Zur Erinnerung:

1. Das höhere/reife Strukturniveau: Neurotische Persönlichkeit

2. Neurotische Persönlichkeiten auf mittlerem (narzisstischem) Strukturniveau

3. Neurotische Persönlichkeiten auf niederem (Borderline-Niveau) Strukturniveau

Aus meiner Sicht ist es den Menschen mit einem narzisstischen beziehungsweise Borderline-Persönlichkeitsstil nur bedingt möglich, sich reflektierend der eigenen seelischen Situation oder ihren verletzenden, manipulierenden sowie entwertenden Verhaltensweisen zu nähern.
Wie bereits beschrieben, haben insbesondere Menschen mit einem kränkenden Narzissmus eine große innerseelische Fragmentierungsangst, die auch unter anderem zum Aufbau der inneren Spannungen führt. Sie haben Angst, an Schizophrenie zu erkranken, und fürchten, sie könnten ihr Omnipotenzgefühl (Gefühl der Allmacht) bei einer Reflexion ihrer Schwächen nicht aufrechterhalten.

Dagegen gelingt es Menschen mit einem höheren/reifen Abwehrniveau sehr viel besser, sich selbst und ihre eigene Lebenssituation zu hinterfragen und sich mit dieser intensiver zu beschäftigen: ***Unangenehme Gefühle wie seelische Schmerzen, seelisches Leid, Gefühle der Trauer und Ohnmachtsgefühle können auftreten.***

Ich bin der Meinung, dass während der Beschäftigung mit den eigenen Wurzeln, den Kindheitserfahrungen, den Bezugspersonen, die häufig auch nicht hinreichend einfühlsam und feinfühlig waren, zwangsläufig auch leidvolle Erfahrungen zutage treten werden. In einer psychotherapeutischen Behandlung ist das immer wieder der Fall und aus meiner Sicht auch wünschenswert, weil auf diese Weise alte seelische „Wunden" an die Oberfläche gelangen und „geheilt" werden können. Kein Mensch unterzieht sich einem schmerzenden Geschehen freiwillig, es sei denn, der Leidensdruck ist so groß geworden, dass der Wunsch und das Bestreben zu einer wirklichen Veränderung da sind. Deswegen freue ich mich immer wieder, wenn Menschen den Mut finden, sich den eigenen Lebensfragen zu stellen und sich auf die Sinnsuche, also auf die Suche nach den oftmals in der Kindheit verschütteten und verdrängten eigenen Bedürfnissen und Vorstellungen zu begeben. Denn je mehr ich mich mit meinen eigenen Strukturen, den familiären beziehungsweise gesellschaftlichen Mustern beschäftige oder „unter den Teppich gekehrte" Familiengeheimnisse lüfte und aufdecke, desto mehr komme ich zu mir, meinen eigenen Potenzialen und meinem Lebenssinn. Gleichzeitig kann es jedoch sein, dass ich für meine Umwelt „bedrohlicher" werde oder ich Widerstand erlebe und meine Familienangehörigen mir mit Missbilligung begegnen, denn auch sie werden in diesem Moment daran erinnert, dass es verdrängte Anteile in ihnen gibt, die auf „Erlösung" und „Befreiung" oder auf die Integration in den bestehenden Lebenslauf warten. ***Doch auch wenn sich Menschen abwenden sollten, bin ich mir ganz sicher, dass sich neue Kontakte und Begegnungen einstellen werden, die zur neu gewonnenen Lebensfreiheit passen und mich in achtsamer und liebevoller Weise spiegeln werden.***

Interpretiere ich die Aussagen von Horst-Eberhard Richter richtig, dann sieht er auch innerhalb der gesellschaftlichen Entwicklung hier in Deutschland eine vermeidende Haltung dem Leiden gegenüber und spricht von einer Vermeidungsstrategie mit dem Sinn, sowohl Männer als auch Frauen von ihren eigenen, intuitiven Empfindungen und ihren Bedürfnissen beziehungsweise der Erkenntnis der eigenen Potenziale abzuhalten, um sie systemkonformer und dadurch bedingt weniger hinterfragend und menschlich in ihren Verhaltensweisen zu erziehen.

Auf Seite 13 schreibt er: „Der Junge lernt, das Leiden als Attribut von Ohnmacht an das Mädchen abzutreten und sich planmäßig an den reihenweise angebotenen Märchenhelden (Superman u. ä.) oder den historischen Supermännern auszurichten, die insgesamt Größe, Stärke, Siegen, Willen zur Macht repräsentieren. Er unterliegt einem Trommelfeuer der Werbung für ein permanentes Streben nach oben und vorn, nach Überlegenheit und Herrschaft und somit zugleich, weil er damit überfordert ist, einer riesigen Verführung zu Neid, Racheimpulsen und Ressentiment. So oder so bewirkt diese Abrichtung am Ende eine hochgradige Verführbarkeit durch politische Konzepte. … Mit anderen Worten: Die ganz normale bürgerliche Erziehung fördert bereits durch den Primat (Herrentier) des Machtprinzips diejenige Selbstentfremdung, die es jederzeit Obrigkeiten möglich macht, einzelne oder Massen im Widerspruch zu ihrer auf Sympathie und Zusammengehörigkeit angelegten Natur gegeneinander zu hetzen."

Etwas weiter unten ist zu lesen: „Es geht also um eine Anerkennung und Reintegration derjenigen Aspekte von Zerbrechlichkeit, Schwäche und Leiden, die in unserer patriarchalischen Gesellschaft von den Männern zugleich psychisch wie sozial unterdrückt werden."

Auf Seite 99 schreibt Richter weiter: „Jedenfalls konnten die Männer die Zivilisation der Neuzeit nur dadurch mit ihrem experimentellen Macht- und Größenwahnverhalten gestalten, weil die Frauen ihnen die Selbstzweifel, das Kleinheitsbewusstsein und das Leiden abnahmen. Lange Zeit konnte sich die Illusion halten, dank dieser Spaltung würde es den Männern möglich sein, einst eine der gesamten Gesellschaft zugutekommende höhere menschliche Zivilisation zu schaffen. Heute sehen wir uns gezwungen, die Entwicklung genau umgekehrt zu bewerten: Hätten nicht die Frauen in der ihnen verordneten Hintergrundposition einen emotional bestimmten Maßstab für die Position des Menschen in der Welt und für die Prinzipien eines menschlichen Zusammenlebens bewahrt, müssten die Eskapaden des männlichen Größenwahns mit dem allgemeinen Untergang enden. Aber jetzt besteht das Problem, dass der diese Werte hauptsächlich repräsentierende Teil der Gesellschaft, nämlich die Frauen, sich immer noch in einer nur wenig gelockerten sozialen Unterdrückung befindet, die sich auf vielfältige Weise in den gesellschaftlichen Strukturen verfestigt hat. Und ohne eine Änderung des konkreten sozialen Geschlechterverhältnisses ist eine kulturelle Durchsetzung der emotionalen Werte der Menschlichkeit nicht denkbar."

Zwischenbemerkung: Die gesellschaftlichen Strukturen, die Horst-Eberhard Richter in seinem Buch und in den hier angeführten Zitaten beschreibt, gleichen einem malignen narzisstischen Persönlichkeitsstil. Die „männliche Seite" fühlt sich stark und aufgebläht in ihrem Dasein, wird innerhalb der Gesellschaft „narzisstisch aufgeladen" und braucht eine abhängige, schwache Seite, die viele Jahre lang mehr dem weiblichen Teil der Gesellschaft zugeschrieben wurde. Natürlich ist das sehr pauschal formuliert, dennoch werden hier Tendenzen innerhalb der Gesellschaft beschrieben, die bis heute spürbar und erlebbar sind.
Neben der Spaltung ist es ebenso die Projektion der schwachen Anteile auf ein Gegenüber und die dortige Bekämpfung, indem das Opfer sich schwach fühlt und sich schwach gibt, das bedeutet, die schwachen Anteile werden von der weiblichen Seite der Gesellschaft verinnerlicht, und die männliche Seite bekämpft sie dort. Hierbei handelt es sich um die Beschreibung der projektiven Identifikation, die von den Frauen vollzogen wird. Zudem ist mit der Projektion auch gleichzeitig eine Manipulation verbunden. Ebenso folgen Entwertungen und zum Teil Beschimpfungen im öffentlichen Umfeld, wenn sich die Frauen nicht fügen wollen.

Aufzählung der wirksamen Mechanismen, die sich in einer narzisstisch geprägten Gesellschaft finden lassen:

1. der Mechanismus der Spaltung
2. die Projektion/Manipulation
3. projektive Identifikation
4. Entwertungen

Zum Glück sind wir auf dem Weg der Veränderung und Wandlung!
Dennoch habe ich den Eindruck, dass es insbesondere in Führungskreisen und auf den höchsten Führungsebenen in der Politik und in den führenden Wirtschaftskreisen sowie auch mittlerweile bei einigen Sportfunktionären immer mehr Personen gibt, die ebenfalls deutliche maligne narzisstische Verhaltensweisen zeigen und nur darauf aus sind, ihre eigene Machtstruktur auszubauen.

Auf den ersten Blick nicht gleich als Machtspiel erkennbar, kann ein Mensch auch dadurch an Macht hinzugewinnen, dass er/sie, wie es bei unserer Bundeskanzlerin Angela Merkel der Fall ist, die Menschen „infantil“ (kindlich) führt. Vermutlich handelt es sich bei dem Führungsstil von Frau Merkel auch um einen narzisstisch geprägten: „Mutti“ macht das schon. Sie hält unliebsame Entscheidungen bis zur letzten Minute zurück und suggeriert der Gesellschaft: Ihr braucht nicht nachzudenken und mich auch nicht zu hinterfragen, ich löse alle eure Probleme.
Was passiert?
Erneut tritt eine Spaltung auf, indem Frau Merkel sich eher wie ein Mann gebärdet und die starken Anteile für sich beansprucht. Den anderen, schwachen Teil überträgt sie auf die Gesellschaft.

Susan Neimann schreibt in ihrem Buch „Warum erwachsen werden? Eine philosophische Ermutigung“, 2014 im Hanser Verlag, Berlin erschienen, auf Seite 15: „Es kann kein Zufall sein, dass Europas mächtigster Politiker regelmäßig ‚Mutti‘ genannt wird, ebenso wie es kein Zufall sein kann, dass die wichtigste Botschaft der Kanzlerin vor allem beschwichtigend ist: Macht ihr nur so weiter, Mutti kümmert sich schon um alles und hält euch Alpträume wie griechische Schulden und spanische Arbeitslosigkeit vom Leibe. Wie gelingt es einer modernen demokratischen Gesellschaft dann, uns infantil zu halten?
Ein Baby … streckt die Hand oft nach falschen Sachen aus: der Brille seines Vaters, den Ohrringen seiner Mutter, dem Messer, das Sie versehentlich auf dem Tisch haben liegen lassen. Doch wie leicht lässt es sich ablenken. Man braucht ihm nur etwas anderes hinzuhalten – ein Schlüsselbund reicht meistens aus –, und schon hat es das ursprüngliche Ziel seiner Begierde vergessen. Wenn es größer wird, fällt das Ablenken schwerer, das Prinzip aber bleibt das gleiche.“

In unserer Gesellschaft, in der es diese Reizüberflutung gibt und Sie und ich tagtäglich medial mit neuen Informationen und Ereignissen überschüttet werden, stellt es, so glaube ich, überhaupt kein Problem dar, für Ablenkung zu sorgen. Auch „nette farbige Fotos“, auf denen die Kanzlerin als freudige Mutti über den Bildschirm „flimmert“ und in den Zeitungen erscheint, verschärfen den positiven Eindruck der Bundeskanzlerin und manipulieren uns dadurch in dem Eindruck, in einem fast sorgenfreien Deutschland zu leben.
Wieder gibt es den Mechanismus der Manipulation, Projektion, Spaltung und der projektiven Identifikation, indem sich viele Menschen innerhalb der deutschen Gesellschaft in ihrem „kindlichen Dasein“ wohl und gut aufgehoben fühlen.

Die Strukturen eines narzisstischen Führungsstils sind nicht immer so deutlich erkennbar wie im Falle von Donald Trump. Es bedarf der jeweiligen genauen Analyse der Situation und des Menschen sowie der Aufdeckung der seelischen Mechanismen.
Doch ist eines klar: Insbesondere in Führungskreisen und Leitungspositionen finden sich sehr häufig Menschen, die durch kränkende narzisstische Strukturen und Verhaltensweisen auffallen, weil sie ein Leben lang danach streben, narzisstisch bestätigt und bewundert zu werden.

Weitere Beispiele für das Auftreten eines malignen Narzissmus: Dieser kann als mögliche Ursache auch bei hasserfüllten Handlungen vorliegen.
Es gibt jedoch noch vielfältige andere psychische Strukturen und Ursachen, aus denen heraus sich Hass bilden kann. Auf alle Fälle werden wiederum verinnerlichte eigene oder Fremdanteile auf Menschen projiziert und dort bekämpft, um sich selbst besser und stärker zu fühlen.
Meiner Auffassung nach könnte es auch sein, dass in der Kindheit verinnerlichte negative Täter-Introjekte (verinnerlichte Täterbilder von geliebten Personen, wie beispielsweise von den engsten Bezugspersonen) auf diese Weise abgespalten und nach außen verlagert werden sollen. Ich bekämpfe dann die anderen, fremden, bösen Menschen und muss mich scheinbar nicht damit auseinandersetzen, dass die ursächlichen bösen und schmerzhaften Erfahrungen direkt von meinen Bezugspersonen stammen. Auf diese Weise wird der innerseelische Versuch unternommen, meine Familienangehörigen, meine Mutter, meinen Vater zu schonen. Das ist wiederum eine einzige Sichtweise von vielen.
Wer sich näher mit dem Hass beschäftigen möchte, dem kann ich das Buch von Carolin Emcke empfehlen: „Gegen den Hass“, erschienen im S. Fischer Verlag, Frankfurt am Main, 2016.

Doch noch einmal zurück zum Leid:

In seinem Buch „Der Gotteskomplex“ erwähnt Horst-Eberhard Richter, dass eines der zentralen Probleme unserer Gesellschaft immer noch darin besteht, dass der Umgang mit der menschlichen Schwäche, der Zerbrechlichkeit und der Endlichkeit des Lebens gemieden wird. Vielmehr werden diese Themen tabuisiert und möglichst aus dem eigenen Bewusstsein ferngehalten.

Folgende Techniken, die dem Bemühen der Leidensausschaltung dienen, sind üblich:

1. Man versucht, das Leiden als ein von außen gemachtes Übel dadurch zu vernichten, dass man seinen bösen Urheber draußen bekämpft (Abspaltung des eigenen Leidens und Projektion und Bekämpfung im „Feind“).

   (Leidensvernichtung)

2. Man verfolgt eine Strategie der Vermeidung und Verleugnung.

   (Leidensflucht)

3. Man versucht, sich über das Leiden zu erheben, es in heroischer Weise zu überwinden.

   (Leidensverachtung)

Das Zulassen der eigenen Schwäche und das Leiden sind nach der Aussage Richters somit elementar wichtig, um zu einem authentischen eigenen Leben und zu der darin enthaltenen Sinnhaftigkeit zurückzukehren.

In ähnlicher Weise argumentiert auch Philippe Pozzo Di Borgo in seinem Buch „Ziemlich verletzlich, ziemlich stark, Wege zu einer solidarischen Gesellschaft“, 2012 im Hanser Verlag, Berlin erschienen: „Es klafft ein Abgrund zwischen den Anforderungen der Gesellschaft und dem, was sich in den Menschen zuträgt. Sie fühlen sich abgehängt, ausgeschieden, zerstört, beladen, gejagt, sie sind voller Scham und Angst, weil sie nicht leisten können, was man von ihnen verlangt, als Arbeitnehmer, als Familienväter, als Migranten oder Arbeitslose, es sind alle Lebenssituationen dabei, ob mit körperlicher Behinderung oder nicht. Wir haben eben alle ein Handicap, sei es nun körperlich, seelisch oder sozial.“

Auf Seite 9 schreibt er zudem: „Die Angst vor der eigenen Zerbrechlichkeit ist groß, aber das muss nicht so bleiben, wenn wir das Risiko eingehen, uns füreinander zu öffnen. Nicht aus Mitleid. Aus Respekt und Interesse.“

Die tatsächliche menschliche Begegnung, das Sich-einlassen-Wollen auf den anderen Menschen mit all seinen Facetten, Potenzialen und den mir eher „fremden" und aus dem eigenen Erleben nicht vertrauten Persönlichkeitsanteilen, setzt eine hohe innere Bereitschaft zur Öffnung und Aufnahmefähigkeit voraus.
Doch in einer modernen Gesellschaft, in der es mit Facebook, Chatkontakten, Computerspielen und medialer Dauerberieselung immer schwerer wird, gemeinsame Treffen zu verabreden, nimmt meiner Auffassung nach die Einsamkeit zu und mit ihr der Anspruch, der/die andere möge meine Besonderheit sehen und bestätigen. Da es sich hier um ein Grundbedürfnis handelt, ist dieser Wunsch erst einmal ein sehr menschlicher!
Jedoch sind die Ansprüche an den Einzelmenschen deutlich gewachsen, für jeden/e ein gutes Wort übrig zu haben und möglichst immer und überall durch die Mitmenschen bestätigt zu werden. Eine schier unlösbare Aufgabe, die ebenfalls narzisstischen Ursprungs ist und immer wieder zur erneuten Frustration bei allen Beteiligten führen wird.
Auch durch die Werbung wird uns suggeriert, dass es einen Zustand des dauerhaften Glücks gibt, dabei bedeutet im Leben angekommen zu sein, jeden Tag andere Stimmungen und Empfindungen zu haben. Wie beim Wetter oder den Gezeiten oder der Beobachtung der Wellen gleicht kein Moment dem anderen, und gute Tage sind genauso normal wie schlechtere sowie Tage mit gemischten Gefühlen. Krisen gehören zum Leben ebenso als ganz normale Entwicklung dazu wie Lebensumbrüche, die, bedingt durch die Jahrsiebte in den Biografien (wie in meinem Buch: „Seelentanz statt Lebenskampf" dargestellt) bei jedem Menschen auftreten.
Unsere Tagesform ist so unterschiedlich wie der Mensch als solches. Selbst eineiige Zwillinge unterscheiden sich! Leben in der Vielfalt gibt uns erst die Möglichkeit, die unterschiedlichsten Potenziale und Stärken zu bündeln, sodass neue Ideen erdacht und verwirklicht werden können.
Zudem haben sich neben den erhöhten Erwartungen und Ansprüchen an die Mitmenschen meiner eigenen Empfindung nach durch die Komplexität der Erscheinungen und täglichen Herausforderungen bei gleichzeitiger Abnahme tragender familiärer und menschlicher Bindungen auch die Lebensbedingungen am Arbeitsplatz und zu Hause verschärft.

Letztendlich gibt es meiner Meinung nach nur eine Möglichkeit, sich aus diesen narzisstisch kränkenden (neben weiteren vorhandenen und schwierigen Persönlichkeitsstilen im Gesellschaftsleben und in der individuellen Umgebung) Gesellschafts- und Einzelstrukturen

zu lösen und den Negativkreislauf zu verlassen: nämlich den Mut aufzubringen, Gewohntes hinter sich zu lassen sowie die eigenen Strukturen zu wandeln. Damit gemeint sind:

- ***die verschiedenen Selbstanteile,***
- ***die familiären Prägungen im eigenen Leben durch die mütterliche und väterliche Seite,***
- ***aber auch Familiengeheimnisse und gesellschaftliche, unbewusst wirkende Formen zu erkennen und aufzudecken***
- ***und sich den damit einhergehenden leidvollen und vielfältigen Gefühlen zu stellen.***

Es gilt, sich von …

- ***den Erwartungen der anderen Menschen an mich,***
- ***gegenseitigen Abhängigkeiten***
- ***und den hohen Ansprüchen an andere***

zu lösen, die Verantwortung für das eigene Leben zu übernehmen und den Sinn darin zu entschlüsseln!

Wie Ihnen dieser ***Brückenbau*** mit Ihren eigenen ***Brückenpfeilern***, von denen ich bereits in der Einleitung sprach, gelingen kann, erläutere ich im zweiten Teil des Buches.

Viel Freude weiterhin beim Lesen und Ergründen Ihrer eigenen Muster!

Zweiter Teil

Unterdrücktes Leben

Endlich leben,
um unter der Last der Schwere hindurchzukriechen,
um in die Sonne und das Licht hineinzuspringen.

Freie Luft atmen.
Sich nicht gebunden fühlen
durch den Zwang der alten Muster.

Endlich frei sein,
dem Bauchgefühl folgend,
Wegspuren erkennend,
um der eigenen Bestimmung näherzukommen.

Erfüllung finden,
Wohlbefinden erleben,
in Resonanz des eigenen Wesens
mit dem Göttlichen.
Frei werden auf ganzer Linie.

Anja Funk-Klebe

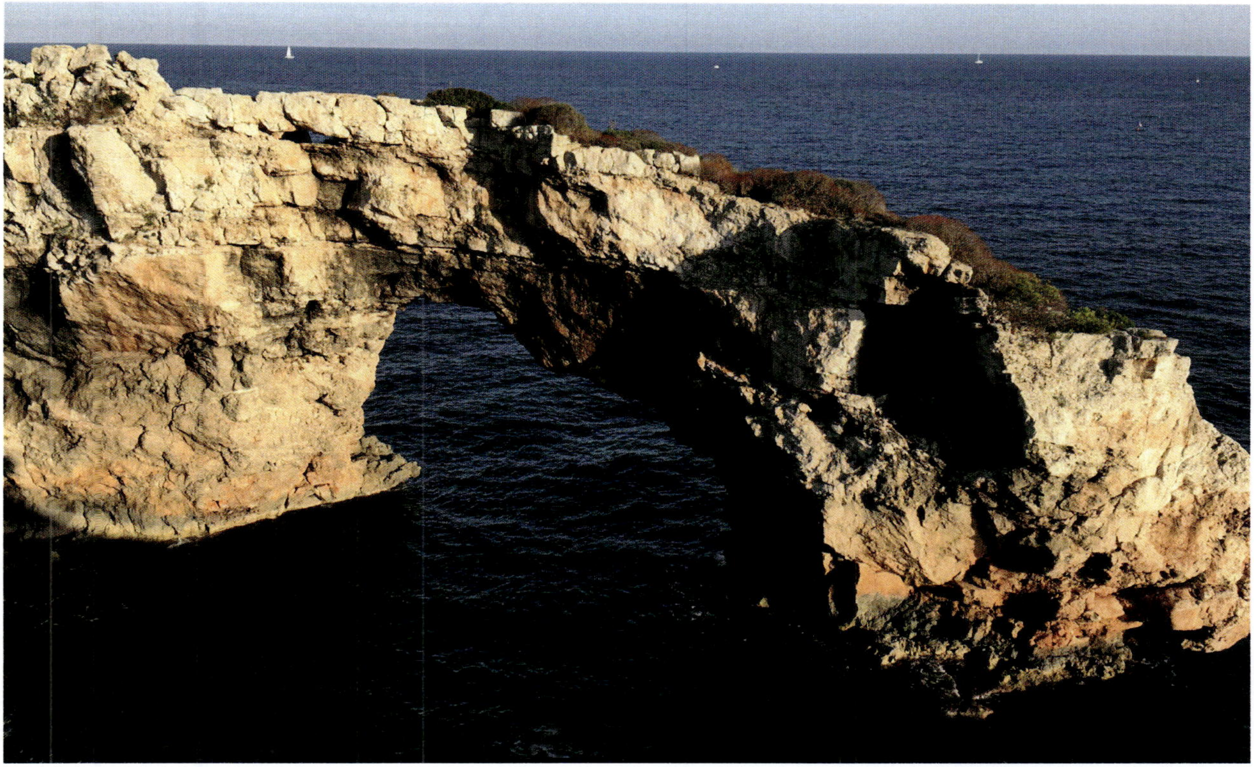

6. Brücken bauen mit den eigenen Pfeilern – wie kann das gelingen?

Willigis Jäger schreibt in dem Buch „Das Geheimnis jenseits des Weges“, welches er 2013 zusammen mit Anselm Grün im Vier-Türme-Verlag herausgegeben hat, auf Seite 55: „Unsere wichtigste Lebensaufgabe ist es, zu begreifen, wer wir wirklich sind. Wer bin ich in diesem Universum mit Milliarden Galaxien? Was bedeuten die wenigen Jahrzehnte in diesem zeitlosen Geschehen? Ich bin eine einmalige, einzigartige Inkarnation dieses Seinsgrundes, aus dem alles fließt, ein kurzer Wellenschlag dieses uferlosen Ozeans.“

Schritte auf dem Weg zur Selbsterkenntnis und Sinnfindung im eigenen Leben

1. Mut

Zuerst brauchen Sie den Mut, sich auf das „Wagnis" Lebenserkundung einzulassen. Es bedarf der individuellen Motivation, um den ersten Schritt in Richtung Erkundung wirklich zu gehen.

Wie ich bereits erwähnte, sind die Erinnerungen unserer ersten drei Lebensjahre samt der Schwangerschaft unbewusst und in zumeist sinnlicher Form als Klangeindruck, Geruchswahrnehmung, Wärme- oder Kälteempfindung oder in symbolisch bildhafter Weise in einer anderen Hirnregion hinterlegt als die späteren sprachlich verarbeiteten Erfahrungen, an die durchaus auch eine sinnliche Empfindung gekoppelt sein kann.

Um überhaupt an diese vorsprachlichen „Informationen" zu gelangen, wäre es gut, wenn Sie sich nicht nur intellektuell Ihren Mustern und Erfahrungen annähern würden. Vielmehr bieten sich sämtliche künstlerische Ausdrucksformen an. Erwarten Sie jedoch nicht zu viel; das Unbewusste und Ihre Abwehrmechanismen versuchen Sie davon abzuhalten, an die unangenehmen leidvollen Erfahrungen der Kindheit zu gelangen. Von daher ist es auch wichtig, dass Sie sehr behutsam und langsam an die Erkundung Ihrer Strukturen herangehen und sich, wenn nötig, an einen/e Psychotherapeuten/In wenden.

Als sinnvoll erlebt habe ich die Zuhilfenahme von Symbolen, zum Beispiel in Form von Emojis (Symbole zur Unterstützung der Sprachnachrichten beispielsweise bei WhatsApp). Sie können sich auch eigenständig Symbole ausdenken und diese einsetzen. Ziel ist es, sprachliche Inhalte wieder in die bildhafte Form zurückzuführen und dadurch der Seele die Möglichkeit zu geben, sich langsam an die in der Kindheit als bedrohlich eingestuften Inhalte zu erinnern, um sie ins Erwachsenen-Erleben zu integrieren.

Als Anregung zu dieser Art der Beschäftigung (Symbolarbeit) mit seelischen Inhalten möchte ich Ihnen zwei Bücher ans Herz legen:

- Sketchnotes, „Visuelle Notizen für Alles", von Nadine Roßa, Frechverlag, Stuttgart, 2017

- Sketchnotes, „Übungsbuch“, ebenfalls von Nadine Roßa, Frechverlag, Stuttgart, 2017

Außerdem:

- Die Sketchnote Starthilfe. Über 200 Strich-für-Strich-Anleitungen und Schriften zum Nachzeichnen Tanja Wehr, mitp Verlag, Frechen, 2017

Nun stellt sich die Frage, in welcher Weise Sie sich Ihren eigenen Strukturen annähern können.

Ich führe Ihnen dreißig Fragen auf, die Sie bei der Erkundung Ihrer innerseelischen Strukturen unterstützen. Diese Fragen lassen sich in beliebiger Form weiter ausgestalten.

1. Wie verlief die Schwangerschaft?
2. Wie sind Sie gebunden?
3. Wie war die familiäre Atmosphäre?
4. Welche Familiengeheimnisse gab es?
5. Wer war das schwarze Schaf in der Familie?
6. Welches Hauptthema gab es? Welche Konflikte durchzogen Ihre Kindheit?
7. Hatten Sie einen besseren Kontakt zu Ihrem Vater oder zu Ihrer Mutter?
8. Welche Eigenschaften Ihrer Eltern haben Ihnen gut gefallen, welche weniger?
9. Was würden Sie Ihren Eltern gern noch mitteilen?

10. Wie sind Sie sozialisiert worden?

11. Mit welchem Rollenbild sind Sie aufgewachsen?

12. Sollten Sie eher ein Junge oder ein Mädchen werden?

13. Gab es Berufswünsche Ihrer Eltern Sie betreffend?

14. Gab es in Ihrer Kindheit Menschen, die zu früh gestorben sind – Geschwister, Elternteile? Wie war die Situation vor und nach dem Tod des jeweiligen Menschen?

15. Was wollten Sie als Kind werden?

16. Gab es eine berühmte Persönlichkeit, die Sie bewundert haben, und wenn ja, warum?

17. Was haben Sie sich als Kind später für Ihre Kinder gewünscht?

18. Warum haben Sie Ihren Vornamen erhalten und welche Gründe gab es für die Namenswahl?

19. Was möchten Sie auf alle Fälle in Ihrem Leben noch erreichen?

20. Gab es einen ganz wichtigen Menschen in Ihrer Kindheit, der Sie gespiegelt und begleitet hat?

21. Welche Selbstanteile spielen in Ihrem Leben eine Rolle?

22. Gibt es eine geistige, spirituelle Kraft, an die Sie glauben?

23. Welche Symbole geben Ihnen Kraft, welche Rituale?

24. Gibt es einen schönen Spruch, einen schönen Text, ein Gebet, das Ihnen Kraft gibt?

25. Was hilft Ihnen dabei, innere Spannungen abzubauen?

26. Welche Bewegungsform, welcher Sport macht Ihnen Spaß?

27. Wie viel Bewegung brauchen Sie in der Woche, um sich gut zu fühlen?

28. Welche Musik berührt Sie und an was erinnern Sie die gewählten Musikstücke?

29. Welches ist/sind Ihr Lieblingsbuch/Ihre Lieblingsbücher und weshalb fühlen Sie sich davon so angesprochen?

30. Wie finden Sie zur Ruhe?

Das Ziel der Beschäftigung mit diesen Fragen besteht darin, dass Sie zu Ihren eigenen Bedürfnissen und Wünschen beziehungsweise Vorstellungen gelangen und sich selbst immer besser kennenlernen.

Wenn Sie einmal traurig, wütend oder einsam sind, ist das in Ordnung, solange das Gefühl oder die Gefühle für Sie keine bedrohliche Form annehmen. Sollte dies der Fall sein, holen Sie sich bitte fachkundliche Hilfe. Vielleicht kann Sie auch schon das Gespräch mit einem warmherzigen und empathischen Menschen stärken und Ihnen neue Kraft geben. Er/Sie sollte Ihnen zuhören und Sie gegebenenfalls auch in den Arm nehmen, wenn Sie das brauchen und mögen. Eine kurzfristige Unterstützung durch einen guten Freund/eine gute Freundin ist durchaus sinnvoll! Jedoch sollten Sie diesen/diese nicht dauerhaft mit Ihren Fragestellungen „belasten“.

2. Zur Ruhe

Um überhaupt die eigenen Gefühle, Bedürfnisse, Wünsche oder die innere Stimme spüren und wahrnehmen zu können, bedarf es der Stille. Diese zu erreichen, ist in der heutigen Zeit der medialen Überflutung und Schnelllebigkeit eine echte Herausforderung.
Jeder/Jede ist aufgefordert, sich gezielt Freiräume und stille Momente zu schaffen! ***Ich selbst habe die Erfahrung gemacht, dass sich stille Zeiten so gut wie gar nicht mehr von selbst ergeben,***

sondern gezielt herbeigeführt werden müssen. Es bedarf der Abgrenzung von der Geschäftigkeit des Alltags.

Karlfried Graf Dürckheim schreibt in seinem Buch „Durchbruch zum Wesen", in der 11. Auflage im Jahr 2006 im Verlag Hans Huber in Bern erschienen, auf Seite 31: „Dem Menschen unserer Tage fehlt die Stille, die äußere, mehr noch die innere Stille. Im Äußeren bedrängen uns die Geräusche der durch die Technik aufgestörten Kräfte der Natur, in deren unberührte Räume wir dann gelegentlich fliehen. Der Lärm der Enge kommt dazu. Kaum noch ein Haus oder eine Stätte der Arbeit, wo wir nicht unter ihm leiden. Zur äußeren Stille gehört die entsprechende Weite des Raumes, gehört, dass die Atmosphäre nicht durch Fremdes gestört sei und dass Geist und Seele sich frei aufschwingen können."

Zwischenbemerkung: Ich persönlich finde eine solche Stille und angenehme Atmosphäre zum Beispiel bei meinen Klosteraufenthalten in den Klöstern Arenberg oder Münsterschwarzach (siehe auch die Hinweise dazu in meinen Büchern „Seelentanz statt Lebenskampf" oder „Himmelslicht trifft Leuchtfeuer"). Ebenso finde ich Momente der Stille in der Natur, insbesondere in unberührten Naturabschnitten, zudem am Meer und in Gegenden, in denen sich nur wenige Menschen aufhalten.

Graf Dürckheim schreibt weiter: „Aber ernster noch als das Fehlen der äußeren Stille ist das Fehlen jener Bedingungen, die den Menschen befähigen, auch in allem äußeren Lärm und Ansturm des Lebens Stille zu erfahren, zu wahren und auszustrahlen."

Graf Dürckheim meint meines Erachtens eine innere Stille und Ruhe, die sich nach Jahren der Meditation, der Besinnung und des Gewahr-Werdens der eigenen Strukturen, Gefühle und Bedürfnisse möglicherweise bei einigen Menschen einstellt und denen es dann trotz äußerer Einflüsse und Eindrücke gelingt, innerlich ruhig bleiben.

Zwischenbemerkung: Die ersten beiden Schritte werden im Grunde genommen als Voraussetzung für das Setzen der „eigenen Brückenpfeiler" benötigt. Die nun folgenden Schritte sind die ganz persönlichen Brückenpfeiler, die Sie selbst sich setzen, um sich aus dem seelischen Wiederholungszwang, der seelischen Abhängigkeit, der sogenannten „Verstrickung", der seelischen Manipulation und dem seelischen Missbrauch zu lösen.

6.1. Zu den verschiedenen, individuell ausfallenden Brückenpfeilern

Der erste Teil des Buches sowie die dreißig Fragen zu Beginn dieses zweiten Teiles haben Sie vermutlich befähigt, Ihr ganz persönliches Hauptthema in Ihrer Biografie zu erkennen. Meiner Meinung nach gibt es ein oder zwei Hauptthemen und mehrere kleinere Einzelthemen.

Sie haben im ersten Teil den Negativkreislauf des malignen Narzissmus kennengelernt. Diesen Kreislauf wähle ich im Folgenden erneut als Grundlage.

Erdachtes Beispiel:

Gehen Sie einmal davon aus, dass ein Junge in einer Familie aufwächst, in der die Mutter aufgrund ihrer schweren Kindheit einen narzisstischen Persönlichkeitsstil entwickelt hat und der Vater zudem einen abhängigen Persönlichkeitsstil zeigt (siehe Anhang).
Der Junge wird nun, wie bereits mehrfach in diesem Buch beschrieben, in seiner Kindheit immer wieder von der Mutter entwertet. Zudem versucht sie ihn zu verunsichern und zu manipulieren, indem sie ihn mit immer neu formulierten Erwartungen konfrontiert, die er in seinem kindlichen Dasein gar nicht erfüllen kann. Er entwickelt daraufhin starke Schuld- und Schamgefühle.
Sein Vater ist ihm ebenfalls in seiner Kindheit keine Hilfe, weil dieser mit seinem abhängigen Persönlichkeitsstil versucht, die Wünsche seiner Frau zu erfüllen, weshalb er die Bedürfnisse des Jungen nicht wahrnehmen kann.
So wächst der Junge heran, zwar mit einer Übersensibilität ausgestattet, jedoch entwickelt er im Laufe seiner Kindheit aus den genannten Gründen ein eher schwaches Selbstempfinden. In seiner Schulzeit und weiteren Entwicklung trifft er auf Lehrkräfte und Bezugspersonen, die ebenfalls zum Teil narzisstische Strukturen aufweisen und in ihm immer wieder Schuldgefühle wecken, da er in ihren Augen nicht den von ihnen geforderten optimalen Anforderungen gerecht wird, obwohl er kein schlechter Schüler ist. Seine Gabe der Feinfühligkeit spiegelt sich in seinen schulischen Leistungen nicht wider, da die meisten Lehrkräfte für deren Wahrnehmung nicht sensibilisiert sind. Allerdings gibt es einen Lehrer, der seine Feinfühligkeit doch erkennt und ihn immer wieder deswegen lobt und bestärkt. Weil sich der Junge von diesem Lehrer angenommen fühlt, wird er darin unterstützt, weiterzumachen und sein Leben in die Hand zu nehmen.

Doch der Wiederholungszwang in seinem Leben setzt sich erst einmal fort, weil er als Erwachsener auf eine Partnerin trifft, die eloquent auftritt, zudem noch sehr hübsch ist und er froh ist, dass sie sich auf eine Partnerschaft mit ihm einlässt, da auch andere Männer sie begehrenswert finden. Zu Beginn der Partnerschaft gibt es zwar häufiger Konflikte, die er jedoch schnell beendet, weil er sich den Wünschen seiner Partnerin unterordnet und wenig Gegenargumente liefert.
Als nach zwei Jahren der Partnerschaft der gemeinsame Sohn geboren wird, verändert sich seine Partnerin in ihrem Verhalten deutlich und ihre Wünsche und Anforderungen an ihn sind kaum noch zu erfüllen, geschweige denn realistisch. Das hat zur Folge, dass die Konflikte zunehmen und der gemeinsame Sohn aufgrund der angespannten partnerschaftlichen Atmosphäre Schlafschwierigkeiten entwickelt und außerdem wenig Freude an der Nahrungsaufnahme zeigt.

Analyse des Geschehens:

Damit Sie eine Ahnung davon bekommen, wie Sie sich aus Ihren Mustern „befreien" können, möchte ich Ihnen die verschiedenen „Phasen" beim „Bau Ihrer Brückenpfeiler" erläutern:

Erster Brückenpfeiler: Erkennen des seelischen Wiederholungszwangs und Distanzierung:

Sie bemerken in Ihrer Paarbeziehung, am Arbeitsplatz, in einer Freundschaftsbeziehung usw., dass etwas nicht stimmt: Immer wieder zeigen sich massive Konflikte, die nicht oder nur schwer lösbar sind.

Bezogen auf die Paarbeziehung in diesem zuvor erwähnten Beispiel bedeutet die Analyse des Geschehens: Sie merken, dass Sie auf das Übelste von Ihrer Frau beschimpft werden und sich nach diesen Entwertungen richtig schlecht und mutlos fühlen. Ihr Sohn schläft weiterhin sehr unruhig und hat zudem Durchschlafschwierigkeiten. Im wahrsten Sinne des Wortes ist ihm zudem der „Appetit vergangen".
Was auch immer Sie versuchen, es fruchtet nicht. Nur für eine kurze Zeit ist die Stimmung nach Konfliktsituationen zwischen Ihnen und Ihrer Partnerin wieder entspannter. Doch schon bald spitzt sie sich wieder zu und Ihre Frau stellt die nächsten unerfüllbaren Forderungen an Sie und hat an Ihrem Verhalten stets etwas auszusetzen. Sie haben den Eindruck, dass sie Sie seelisch manipulieren möchte, indem sie Sie mit ihren Gegenvorschlägen in Ihren Gefühlen zugunsten ihrer Bedürfnisse beeinflussen will.

Ziel: Zunächst ist es wichtig, dass Sie merken, dass hier ein spezielles seelisches Wiederholungs- und Verhaltensmuster vorliegt. Indem Sie diese Feststellung treffen, haben Sie den ersten Schritt der Distanzierung bereits geschafft, weil Sie in der Lage waren und sind, Ihre Situation von außen zu betrachten.

Zwischenbemerkung: Noch einmal möchte ich darauf hinweisen, dass es nicht um eine Stigmatisierung oder um ein Schubladendenken geht, bei dem der- oder diejenige für sein/ihr Verhalten bestraft oder „abgeurteilt" werden soll. Alle Menschen verfügen über Stärken und Schwächen. Jeder ist durch seine Familie und durch die Gesellschaft, in der er aufgewachsen ist, geprägt und beeinflusst worden. Es mag Menschen geben, bei denen wir gewisse Verhaltensweisen nicht nachvollziehen können. Sie reagieren anders, als Sie es selbst täten. Die Beschäftigung mit den eigenen seelischen Strukturen kann Ihnen daher dabei helfen, sich besser in die Lage anderer Menschen hineinzuversetzen.
Ich als Fachfrau versuche mich in meinem Verhalten immer wieder selbst zu reflektieren und nutze auch die Möglichkeit eines Intervisionskreises, in dem sich mehrere Fachmänner und -frauen gegenseitig in der Verhaltensanalyse und in ihren Empfindungen unterstützen. Dieser Prozess ist nie ganz abgeschlossen, weil sich jeden Moment, jeden Tag die Lebensbedingungen und Verhaltensweisen der Menschen ändern.

Vielleicht ist es für den Anfang einfacher und besser, wenn Sie erst einmal mit Ihren eigenen Strukturen und Kindheitserfahrungen beginnen! Denn je mehr Sie über sich selbst erfahren, desto eher können Sie auch Ihre Mitmenschen in deren Verhaltensweisen verstehen.
Mit dem Herausfinden der eigenen Prägungen und dem Erleben der eigenen schönen, alltäglichen und leidvollen Erfahrungen gewinnen Sie zunehmend einen Eindruck von der Komplexität der Lebenserfahrungen. Ebenso nähern Sie sich durch die Bearbeitung Ihrer Muster Ihren ganz persönlichen Wünschen, Vorstellungen und Bedürfnissen immer mehr an. Zudem können Sie zunehmend besser spüren, wo sich der rote Faden in Ihrem Leben bisher gezeigt hat, und eine Vorstellung davon entwickeln, worin Ihre ganz individuelle Lebensaufgabe bestehen könnte und welche Entwicklungsaufgabe sich dahinter verbirgt.
Aus meiner Sicht ist das Ziel des Lebens hier auf Erden, dass der Mensch durch die Widerstände, Krisen und Hindernisse in seinem Leben letztendlich für die Wahrnehmung seiner eigentlichen Bestimmung auf seinem Entwicklungsweg sensibilisiert werden soll, um diese schließlich bewusst ergreifen zu können.

Zurück zum Beispiel und zur Aufdeckung der seelischen Strukturen:

- Der Mann würde nun mit der Aufarbeitung seiner Kindheitserfahrungen und Kindheitsprägungen beginnen. Dabei würde ihm auffallen, dass das Verhalten der eigenen Partnerin dem seiner Mutter ähnelt und er, genauso, wie er jetzt von seiner Partnerin entwertet und beschimpft sowie seelisch missbraucht und manipuliert wird, es in vergleichbarer Weise schon im zwischenmenschlichen Erleben in seiner eigenen Familie erfahren hat.

- Begleitend zu dem Aufdecken des malignen narzisstischen Musters dieser beiden Bezugspersonen würde er vermutlich starke Trauergefühle in sich spüren, weil er sich weder im Kontakt zu seiner Mutter noch zu seiner Frau jeweils sicher sein konnte, von diesen geliebt und anerkannt zu werden. Gefühle des Sich-schlecht-Fühlens werden den Vorgang der Aufarbeitung begleiten. Der Mann wird womöglich empfinden, ein schlechter Mensch zu sein, da er die volle Zuwendung der beiden geliebten Personen nicht erhalten hat. Diese Gefühle der Minderwertigkeit werden von Gefühlen der Ohnmacht begleitet. Er hat so viel versucht, hat immer wieder alles gegeben, um die Paarsituation zu verbessern. Zudem hat er sich im Beisein seiner Mutter und seiner Frau verantwortlich erklärt, nur um endlich den Konflikt aus dem Weg zu räumen und die Spannungen in der Familie zu lösen – doch nie ist ihm das gelungen. Daraus resultierend meint er, ein Mensch zu sein, der unzureichend ist, nicht genügend Versuche unternommen hat, weshalb sich Schuld- und Schamgefühle zeigen werden, die ihren Ursprung in der Kindheit haben.

- Dieser Prozess wird sich über einen längeren Zeitraum immer wieder in vergleichbarer Weise wiederholen, wobei sich der Mann in seinen Erkenntnissen weiter der eigentlichen malignen narzisstischen Struktur nähert. Jedoch kann er noch nicht verstehen, warum er sich diese Partnerin, die seiner Mutter so sehr gleicht, gesucht hat. Bis ihm schließlich deutlich wird, dass er im Verhalten seinem Vater stark ähnelt und es ihm im Kontakt mit seiner Frau stets wichtig war, die Bestätigung zu erhalten, die ihm im Kontakt zu seiner Mutter bisher versagt geblieben war.

- Plötzlich kann er sich auch besser in die Situation seines Sohnes hineinversetzen. Er spürt, wie sehr ihn schon damals die Spannungen zu Hause belastet haben und er als Kind immer Angst hatte, seine Eltern würden sich irgendwann trennen. Er wollte deswegen, genauso wie sein Sohn heute, nicht einschlafen, sondern versuchte, seine Eltern zu beschäftigen und wach zu bleiben, indem er immer wieder aufstand und ihnen Fragen stellte. Diese waren nach einer gewissen Zeit genervt und beschimpften ihn, doch das war ihm egal. Hauptsache, er konnte mitverfolgen, ob seine Eltern sich wieder stritten. Das ging so lange, bis er irgendwann doch zu müde war und ihn der Schlaf übermannte.

- Viel Appetit hatte er in Phasen, in denen sich seine Eltern gegenseitig beschimpften und miteinander stritten oder sein Vater resigniert in seinem Zimmer saß, genauso wie sein Sohn heute, ebenfalls nicht.

- Ihm wird klar, dass er sich in vergleichbarer Weise von seiner Partnerin abhängig gemacht hat, wie er es als Kind mit seiner Mutter erlebte. Mit dem Unterschied, dass er mittlerweile selbst erwachsen ist und an seiner Lage und der Situation seines Sohnes etwas ändern kann.

- Durch das Erinnern der kindlichen Situation fühlt er sich anfänglich hilflos, schwach und unsicher. Deswegen beschließt er, sich fachliche Unterstützung in Form einer psychotherapeutischen Begleitung zu suchen, um den Prozess der Loslösung aus der seelischen Manipulation und Abhängigkeit zu bewältigen.

- Dies könnte ihm unter anderem dadurch gelingen, dass er sich von seiner Partnerin trennt, wobei es in Beziehungen mit einem Partner, der einen narzisstischen Persönlichkeitsstil zeigt, zu starkem Widerstand in Form von Beschuldigungen, Beschimpfungen oder gewaltsamen Ausbrüchen kommen kann.

- Der/die Partner/In mit dem malignen Narzissmus fürchtet, im Zuge der Trennung seelisch vernichtet zu werden, und wird mit aller Kraft die drohende Trennung zu verhindern versuchen.

- Eine weitere Möglichkeit könnte darin bestehen, dass sich der/die Partner/In, der/die sich eher in der „stilleren Position“ befindet, allmählich aus der seelischen Abhängigkeit zu lösen beginnt. Unter anderem kann dieses Loslösen dadurch gelingen, dass er/sie durch die seelische Verarbeitung an innerer Stärke hinzugewinnt.

- Ehrlicherweise möchte ich an dieser Stelle erwähnen, dass dieser Weg oftmals nur in Begleitung eines/r Psychotherapeuten/In vollzogen werden kann. Ebenso ist es wichtig, dass der Junge gestärkt und vor den negativen Entwertungen der Mutter geschützt wird.

Zwischenbemerkung: Übrigens besteht das seelische Abhängigkeitsverhältnis von beiden Seiten. Beide Partner/Innen sind seelisch miteinander „verstrickt“. Das ist beim seelisch bedingten Wiederholungszwang immer der Fall! Aufgrund der auf beiden Seiten vorhandenen seelischen Prägungen der Kindheit wurden folgende Verhaltensweisen von den ehemaligen Kindern gewählt, um die eigenen Bezugs- und Bindungspersonen in den seelischen Kontakt zu zwingen:

- Anpassung,

- rebellisches Verhalten,

- ständiges Kranksein

- und häufiges Verunfallen

- sowie Mischformen dieser Verhaltensweisen.

Diese Verhaltensmuster sind, wie bereits ausgeführt, als Selbst- und Objektanteile im Inneren der Seele verinnerlicht und bestimmen deswegen auf der Suche im Jugend- und Erwachsenenalter die Wahl unserer zukünftigen Partner/Innen und Freunde/Innen. Als wären wir „fremdgesteuert“, wählen wir erneut Personen mit eben jenen Strukturen, die denen der Menschen und Bindungspersonen unserer Kindheit sehr ähneln.

Zu der gegenseitigen seelischen Abhängigkeit:

In der Fachsprache der analytischen Psychotherapie wird von ***projektiver Identifikation*** gesprochen: Was hat es mit diesem Begriff auf sich?

Jochen Peichl schreibt in seinem Buch „Destruktive Paarbeziehung“ auf Seite 180:

Die projektive Identifikation kann unterteilt werden in drei Stufen:

1. Stufe:
„Die Entledigung unerwünschter Aspekte des Selbst. Wie zum Beispiel Aggression, Wut, Hass, die nach außen, das heißt in andere Personen, verlagert werden müssen, weil sie für die Homöostase (Ausgewogenheit) des Selbst eine Gefahr darstellen (Konfliktentlastungstyp nach Karl König 1993, S. 121 ff.) Dies geschieht in unserem Falle (Bezugnahme auf ein zuvor beschriebenes Beispiel aus dem Buch) dadurch, dass in der Innenwelt der Frau die Imago, die innere Objektrepräsentanz ihres Mannes (das im Inneren gespeicherte und hinterlegte Bild des Ehemannes), verändert wird. Diesem inneren Bild werden die Aspekte, deren sich das Selbst (innere unangenehme Gefühle der Frau) entledigen möchte, ‚übergestülpt‘, das Bild des Partners wird verändert, tatsächliche Eigenschaften überdeckt, neue hinzugefügt. Deswegen fühlt sich bei der projektiven Identifikation die projizierende Person eins mit der Person, in die sie ihre eigenen Anteile projiziert – alles passiert innen und nicht im Außenraum.“

Zwischenbemerkung: Indem die in diesem Beispiel genannte Frau – diese könnte exemplarisch auch durch einen Mann ersetzt werden – ihre unangenehmen Anteile dem Partner überstülpt und der Mann sich gemäß dem negativen Bild verhält, ***geschieht der seelische Missbrauch.***
Ein weiteres Mal findet ein seelischer Missbrauch statt, indem der/die Betroffene mit einem narzisstischen Persönlichkeitsstil sich vormacht, es gehe ihm/ihr gut, und dem/der Partner/In Besserung verspricht. Erneut wird ein falsches Bild vermittelt. Der innere Seelenzustand stimmt nicht mit den aufgesetzten Verhaltensweisen überein.
Zudem wird der Mann von seiner Frau kontinuierlich verunsichert, indem diese seine Verhaltensweisen ständig hinterfragt oder stattgefundene Ereignisse und Begegnungen verzerrt darstellt.
Die Verunsicherung und Beeinflussung des Mannes durch seine Frau geschieht so lange, bis dieser tatsächlich glaubt, ein schrecklicher Mensch zu sein, der alles falsch macht.
Während dieser sich steigernden Verunsicherungsphase fühlt sich die Frau mit dem Mann verbunden.
Meiner Meinung nach ist ***diese sehr manipulative und negative Form der Beziehungsgestaltung bei Menschen mit einem malignen Narzissmus die einzige Form, Beziehungen***

überhaupt über einen gewissen Zeitraum aufrechtzuerhalten. Zudem geschieht dieser Prozess unbewusst und ist nicht veränderbar in Richtung einer angemessenen und gleichwertigen Beziehungsgestaltung zwischen zwei Menschen.

2. Stufe:

Weiter auf Seite 180 schreibt derselbe Autor: „Die projektive Identifikation zeichnet sich dadurch aus, dass der Projizierende (der Sender) untergründig einen derartigen Druck (einen seelischen Druck, durch die zuvor beschriebenen Verunsicherungen) auf den Empfänger der Projektion ausübt, dass dieser sich in Übereinstimmung mit der projektiven Fantasie erlebt und verhält. … Vereinfacht gesagt muss der Partner nun dazu gebracht werden, dem in Schritt 1 veränderten Bild zu entsprechen; dadurch gelingt es, einen inneren Konflikt zur Konfliktentlastung (innerhalb der Seele der Frau) auf der äußeren Bühne zu inszenieren.“ …

3. Stufe:

Etwas weiter unten auf Seite 180 schreibt Peichl: „Nach dieser Beschreibung besteht vielleicht die Fantasie einer telepathischen Verschiebung (geistige Übertragung), einer Verpflanzung von unangenehmen Gefühlen auf eine andere Person. Tatsächlich jedoch werden die Gefühle nicht verpflanzt, sondern nur in dem anderen ausgelöst.“

Zwischenbemerkung: Das Auslösen der unangenehmen Gefühle im anderen Menschen (in der Geschichte im Falle des Mannes) kann meiner Auffassung nach nur gelingen, weil dieser über genügend eigene Spiegelneuronen verfügt und die Gestik und Mimik seiner Frau sofort versteht. Außerdem, weil er dieses Beziehungsmuster schon aus seiner Kindheit kennt und negative Selbst- und Objektanteile verinnerlicht hat. Unzählige Male hat er als Kind negative Rückmeldungen beispielsweise in Form eines depressiven Gesichtsausdruckes (herunterhängende Mundwinkel und abweisender oder leerer Blick) von seinen engsten Bezugspersonen erhalten und sich deswegen schlecht und schuldig gefühlt.

Ergänzender Hinweis:

Menschen, die einen narzisstischen Persönlichkeitsstil zeigen, brauchen für die Aufrechterhaltung des seelischen Missbrauchs einen Co-Narzissten, sonst halten die Beziehungen nicht sehr lange.

Gerade Menschen mit einem schwachen Selbstwertempfinden, die übersensibel reagieren und sich zumeist aus einer Not heraus in der eigenen Kindheit den ständigen Wünschen und Vorstellungen einer Bindungsperson mit einem narzisstischen Persönlichkeitsstil anzupassen versuchten, wählen zumeist als Erwachsene ebenfalls Partner/Innen, die narzisstische Verhaltensweisen zeigen. Darauf habe ich bereits mehrfach hingewiesen.
Neben den Verbindungen, in denen abhängige, ängstliche Personen auf Menschen mit einem narzisstischen Persönlichkeitsstil treffen und eine Partnerschaft eingehen, gibt es außerdem Paarbeziehungen, in denen beide Partner narzisstische Persönlichkeitsstile zeigen. Diese Beziehungen sind jedoch nur von kurzer Dauer.
Mit dem Verstand ist es nicht nachvollziehbar, weshalb Menschen in einer Paarbeziehung sich solchen negativen Beziehungsmustern überhaupt aussetzen und sich demütigen lassen.
Ein Weg aus dieser seelischen Abhängigkeit kann nur gelingen, wenn die seelischen Abhängigkeitsmuster erkannt und durchbrochen werden. Durch das Erkennen der Strukturen wird der/die abhängige und ängstliche Partner/In gestärkt, und zwar so weit, dass er/sie die Sicherheit der destruktiven Partnerschaft nicht mehr benötigt. Am Anfang gibt es jedoch enorme Widerstände gegen die Lösung und Aufdeckung dieser Abhängigkeiten, und der Verbleib in der destruktiven Partnerschaft oder die Rückkehr nach bereits vollzogener Loslösung können die Folge sein. Aus Gründen der Unsicherheit werden das Leid und die Destruktivität vorgezogen. Wer die Eigenständigkeit in der Kindheit nicht erlernt hat, dem wird es sehr schwerfallen, diese im Erwachsenenalter schrittweise aufzubauen.

Zweiter Brückenpfeiler: Sich den leidvollen Erfahrungen stellen und zugleich Loslösung aus der seelischen Abhängigkeit

Falls es möglich ist und Sie dazu seelisch in der Lage sind, stellen Sie sich mit oder ohne einen Fachmann/eine Fachfrau Ihren unangenehmen, leidvollen Empfindungen. Wie bei einer Zwiebel, bei der Sie die einzelnen Schalen nacheinander lösen, bringt jede leidvolle Erfahrung Sie mehr und mehr mit Ihren ganz persönlichen Wünschen und Bedürfnissen in Kontakt.

In dem Beilagenheft der Zeitung „DIE ZEIT“ – „Doctor“ , Alles was hilft, Ausgabe 37, Nr. 3, September 17 – in dem Beitrag „Wie mächtig ist die Hoffnung“ von Christian Heinrich macht dieser darauf aufmerksam, dass Gedanken auf den Körper wirken, dass jedoch lange Zeit der Irrglaube bestand, positive Gedanken allein würden genügen, um schwere Erkrankungen besser zu überstehen, beziehungsweise schwerste, eventuell sogar nicht heilbare Krankheiten überstanden werden, wenn die persönliche Einstellung eine positive ist. Eine lebensbejahende innerseelische Einstellung der eigenen Situation oder einer schweren Operation, Erkrankung oder Krise gegenüber kann sehr hilfreich sein. Genauso wichtig ist aber auch die Anerkennung und Beschäftigung mit den unangenehmen und leidvollen Erfahrungen und Erlebnissen, ebenso wie das Zulassen von Ängsten und depressiven Stimmungen, solange diese nicht suizidaler (zum Selbstmord neigend) Art sind. Dann ist es wichtig für den/die Betroffenen/e, sich sofort Hilfe zu suchen, oder Angehörige sollten sich an die Polizei, die Feuerwehr, an den sozialpsychiatrischen Dienst wenden oder mit dem/der Betroffenen in eine psychiatrische Klinik fahren. Wichtig ist, dass Menschen mit suizidalen Gedanken nicht allein gelassen werden. Dennoch möchte ich erwähnen, dass es Menschen gibt – wie zum Beispiel den ehemaligen Nationaltorwart Robert Enke, der meines Erachtens unter schweren Depressionen in Verbindung mit einer manisch-depressiven Erkrankung gelitten hat –, die sich trotz sehr einfühlsamer und aufmerksamer Menschen in ihrem Umfeld das Leben nehmen.

„Erst das Akzeptieren der Situation, auch wenn sie schmerzhaft ist und schlechter, ermöglicht neue Hoffnung. Zu diesem Zitat auf Seite 13 sagt Giovanni Maio (Leiter einer Studie zu diesem Thema): ‚Hoffnung ist dadurch charakterisiert, dass sie die widrige Realität nicht übertüncht, sondern bejaht, aber sich von ihr nicht überwältigen lässt.‘ Eine Hoffnung, die sich den jeweiligen Verhältnissen anpasst, ist ein Zugeständnis an das Chaos des Lebens, an dessen Unkontrollierbarkeit. Doch diese neue Realität abzustecken, kann schmerzhaft sein.“

Etwas weiter im Text wird Folgendes zitiert: „Hoffnung ist eben nicht Optimismus“, sagte der berühmte tschechische Menschenrechtler Václav Havel. „Sie ist nicht die Überzeugung, dass etwas gut ausgeht, sondern die Gewissheit, dass etwas Sinn hat – ohne Rücksicht darauf, wie es ausgeht.“
Zudem heißt es: „Die moderne Palliativmedizin (Anmerkung des Verfassers: eine aktive ganzheitliche Medizin, die schwerkranke Menschen am Ende Ihres Lebens unterstützt) greift diesen Gedanken auf. Aus Kanada kommt die sogenannte Würde-Therapie, die sich weltweit verbreitet. Sie fördert das Gefühl des inneren Friedens und stärkt die Bindung zu Angehörigen und Freunden. Den Weg dorthin versuchen Psychotherapeuten in zehn Schritten mit den Patienten zu erarbeiten: Was sind meine wichtigsten Errungenschaften, und worauf bin ich besonders stolz? Was sind

meine Hoffnungen und Träume für meine Lieben? Was habe ich gelernt über das Leben, das ich weitergeben möchte? Die Antworten werden niedergeschrieben, in ein individuelles Testament, das der Kranke mit den anderen teilen kann. … Es kommt nicht darauf an, welche Optionen man hat, sondern darauf, dass man einen Sinn findet."

Diese Auffassung teile ich! Ich möchte jedoch noch einen Schritt weiter gehen, indem ich Sie ermutige, bereits im Verlauf des Verarbeitungsprozesses und der Lösung aus den seelischen Abhängigkeiten mit der Frage nach Ihren ureigenen Vorstellungen, Wünschen, Bedürfnissen und der Suche nach Ihren Potenzialen zu beginnen. Wie es vermutlich bei vielen Menschen während der Aufarbeitung ihrer eigenen seelischen Strukturen und familiären Muster der Fall ist, wird Ihnen auffallen, dass Sie vielleicht in der Vergangenheit Entscheidungen getroffen haben, die den Wünschen und Vorstellungen Ihrer engsten Kontaktpersonen entsprachen und weniger aus Ihrem inneren Bauchgefühl oder Ihren ganz individuellen Interessen gespeist waren. An dieser Stelle möchte ich noch einmal auf den Begriff des „falschen Selbst" hinweisen, das entsteht, wenn Sie sich den fremden Vorstellungen Ihrer engsten Bezugspersonen anpassen, um das höchstmögliche Maß an Zuwendung und Aufmerksamkeit zu erhalten – eine wichtige Überlebensstrategie der Seele, die spätestens in der Mitte des Lebens nicht mehr trägt oder eben im Zuge des Beschäftigung mit dem eigenen Lebensweg zunehmend deutlicher und erkennbarer wird.

Dritter Brückenpfeiler: Beschäftigung mit den eigenen Potenzialen

Sie können zur Sichtbarmachung Ihrer Potenziale einen sogenannten Potenzialbogen selbst auf ein Blatt zeichnen. Dazu empfehle ich Ihnen ein DIN-A2-Blatt, Sie können jedoch auch andere Blattformate wählen, und zeichnen einen Bogen über das gesamte Blatt im Querformat. Wenn Sie mögen, setzen Sie Ihrem Lebensalter entsprechend für alle sieben Jahre Unterteilungsstriche (siehe dazu mein Buch „Seelentanz statt Lebenskampf", Thema: Siebener-Rhythmus. In dem entsprechenden Kapitel beschreibe ich den Zusammenhang zwischen der Biografie und dem Siebener-Rhythmus). Sie können jedoch auch frei gewählte Unterteilungsmarkierungen setzen, zum Beispiel den ersten Abschnitt für Ihre Kindheit, den zweiten für Ihre Jugend usw. Es geht darum, Ihren Fokus auf die sich abwechselnden Lebensabschnitte zu richten, um zu erkennen, welche Personen, Dinge, Wünsche, Interessen usw. sich in den verschiedenen Lebensabschnitten voneinander unterschieden und welche sich wie ein roter Faden durch Ihr bisheriges Leben gezogen haben.

Wieder werde ich Ihnen Fragen nennen, mit denen Sie die ersten Schritte in Richtung Gestaltung des Potenzialbogens machen können. Wie immer sind Ihrer Fantasie keine Grenzen gesetzt und Sie dürfen gern und in vielfältiger Weise auch eigene Fragestellungen berücksichtigen.

1. Welche wichtigen Personen haben Sie in den ersten Jahren Ihrer Kindheit begleitet?

2. Welche Eigenschaften oder Verhaltensweisen haben Ihnen bei diesen Menschen gefallen?

3. Wer hat sich Ihren Namen ausgedacht?

4. Wie finden Sie Ihren Namen? Würden Sie gern anders heißen?

5. Welche ersten Spielgefährten hatten Sie? Gibt es diese „Sandkastenfreunde/Innen" noch in Ihrem Leben?

6. Hatten Sie ein Kuscheltier? Wenn ja, welches, und gibt es dieses noch?

7. Hatten Sie einen Schnuller oder haben Sie am Daumen gelutscht? Können Sie sich an dieses Gefühl erinnern?

8. Sind Sie in den Kindergarten gegangen?

9. Gab es einen/eine Lieblingserzieher/In?

10. Sind Sie gern in den Kindergarten gegangen?

11. Hatten Sie ein Haustier?

12. Gab es ein Hobby, eine Leidenschaft, die Sie schon in Ihrer Kindheit entdeckt haben und heute noch pflegen?

13. Was wollten Sie werden?

14. Gibt es einen Berufswunsch, den Sie sich noch erfüllen wollen?

15. Mit welchen Mitteln, Eigenschaften, Verhaltensweisen haben Sie Ihre bisherigen Krisen gemeistert?

16. Welche inneren Stärken haben Sie?

17. Welche vertrauten Menschen gibt es in Ihrem Leben, die Sie in schwierigen Lebenslagen anrufen und um Unterstützung bitten können?

18. Was oder wer kann Ihnen Trost spenden?

19. Welche Kräfte und Stärken haben Sie nach Ihren bisherigen Lebensumbrüchen und Krisen entwickelt?

20. Welche Potenziale haben Sie in Ihrem Leben entdeckt, die auch für andere Menschen wichtig sein könnten?

21. Welche Stärken haben Sie von Geburt an, welche Gaben wurden Ihnen mit „in die Wiege" gelegt?

22. Welches Lebensziel haben Sie?

23. Welche Erfahrungen möchten Sie gern an andere Menschen weitergeben?

24. Was verschafft Ihnen Freude und wie gelangen Sie zu einer inneren Zufriedenheit?

25. Wann erleben Sie einen Moment als stimmig?

26. In welchen Momenten spüren Sie Ihr Bauchgefühl?

27. Woran merken Sie, dass Sie begeistert sind?

28. Was begeistert Sie?

29. Waren Sie schon einmal verliebt?

30. Was macht das Leben für Sie lebenswert?

Wie ich schon einmal betont habe, gehören für mich die leidvollen Empfindungen und die Anerkennung dieser schmerzhaften Erfahrungen und Erlebnisse mit zur Verarbeitung und zum Erkennen Ihres ganz persönlichen Lebensweges und des darin enthaltenen Lebenssinns!

Der Wiener Arztphilosoph Dr. med. et Dr. phil. Viktor E. Frankl (1905–1997) hat eine eigene psychotherapeutische Lehre und Schule entwickelt, die der ***Logotherapie***. Auf der Internetseite des Süddeutschen Instituts für Logotherapie und Existenzanalyse, www.logotherapie.de, wird erklärt: „Logotherapie ist eine sinnorientierte Psychotherapie."
Auf Seite 2 der Ausführungen steht weiter: ***„Logotherapie geht davon aus, dass jeder Mensch ein ursprünglich sinnorientiertes Wesen ist, das ein ihm eigenes Wertegefühl besitzt.*** Lebt er nicht seine Werte und wird sein Wille zum Sinn auf Dauer frustriert, so gerät der Mensch in die innere Leere, in die dann verschiedene Fehlerlebnisse hineinwuchern: neurotische Störungen, Depressionen, Langweile, Arbeitsunlust, Ängste und Phobien, Orientierungslosigkeit, nihilistische (sinnlose) Gedanken oder auch übermäßiger Geltungsdrang, forciertes Luststreben, lähmende Trägheit, Süchte usw. Dem Zustand der inneren Leere, die ein Mensch kaum ertragen kann, wird das Streben nach Sinn und Sinnfülle als Kontrapunkt entgegengesetzt."
Noch einmal zurück zur Seite 1, dort heißt es: „Logos heißt einmal Sinn und dann auch das Geistige: Der Mensch als Leib-Seele-Geist-Einheit und Ganzheit, als ein dreidimensionales Wesen, dem der ‚Wille zum Sinn' ursprünglich innewohnt, sucht zunächst nach dem Konkreten, dann aber auch nach einem letzten Sinn seines Lebens. Er fühlt sich in seinem Gewissen vom ‚Logos' einer Situation immer wieder aufgerufen, den Sinn des Augenblicks zu entdecken und dem Sinn gemäß zu tun. Dadurch erfährt er ein Stück Heilung."

Vierter Brückenpfeiler: Immer wieder die gemachten Erfahrungen reflektieren, leidvolle Gefühle zulassen und eine beginnende Neuorientierung

Je mehr Sie sich mit Ihrem bisherigen Lebensweg beschäftigen und dadurch fühlen und verstehen können, warum Sie sich zu diesem Menschen entwickelt haben, der Sie heute sind, und je intensiver Sie Ihre eigentlichen Wünsche und Bedürfnisse spüren und umsetzen können, desto zufriedener werden Sie vermutlich werden. Denn wie Victor E. Frankl in seiner Logotherapie beschreibt, werden Sie ein „Stück" Heilung erfahren, was aus meiner Sicht bedeutet, dass Sie sich selbst besser annehmen und auch lieben können.
Die unsicheren Bindungen, die etwa die Hälfte der deutschen Bevölkerung erfahren haben, hatten unter anderem zur Folge, dass Menschen ihre Bedürfnisse und ihr Bauchgefühl je nach Anpassungsgrad und Belastung immer mehr verloren haben. Außerdem haben sie dazu geführt, dass Schuld- und Schamgefühle gebildet wurden, die dem Einzelmenschen das Gefühl gaben, nicht zu genügen oder schlecht zu sein.
Mit den unsicheren Bindungserfahrungen ist zugleich auch der Verlust der Achtung und der Liebe zu sich selbst verbunden, die eine Grundvoraussetzung zum Erhalt der eigenen Gesundheit darstellen und auch für die Bildung des Selbstempfindens wichtig sind.

Der Autor und Psychotherapeut Jorge Bucay, der zahlreiche Bücher veröffentlicht hat, unter anderem „Drei Fragen: Wer bin ich? Wohin gehe ich? Und mit wem?"[1], erschienen bei Fischer Taschenbuch, Frankfurt am Main, August 2013, in der 6. Auflage, März 2017, hat auf Seite 66 geschrieben: „Nur wer sich selbst liebt, kennt sich wahrhaftig, so steht es im Alten Testament in der Genesis. Nur wer sich kennt, kann sich wirklich lieben, so steht es in einem Satz viel später. ‚Was ist nun richtig, und was ist falsch?', fragt uns der Lehrer und beantwortet uns die Frage gleich selbst: ‚Es gibt gar keinen Widerspruch, beide Aussagen sind zutreffend, denn wirklich zu lieben und sich wirklich zu kennen bedingen einander.'"

Jorge Bucay hat sich in diesem Buch auch zum Glück geäußert. Auf Seite 130 definiert er den Begriff folgendermaßen:

„Glück ist die Ruhe desjenigen, der sicher weiß, dass er sich auf dem richtigen Weg befindet."

1 Jorge Bucay, Drei Fragen. Wer bin ich? Wohin gehe ich? Und mit wem? © Jorge Bucay 2007. Aus dem Spanischen von Stephanie von Harrach. © S. Fischer Verlag GmbH, Frankfurt am Main 2011.

Das ist ein sehr schönes Zitat zum Thema Glück! Dennoch weiß ich aus dem eigenen Erleben, dass zu Beginn der Beschäftigung mit den eigenen Mustern und während des Findens der eigenen Potenziale, des Lebenssinns oder roten Fadens sich dieses oben erwähnte Glücksgefühl oder Ruhegefühl – zumindest in meinem Erleben – nicht dauerhaft einstellt. Vielmehr handelt es sich um einen inneren Zustand der Stimmigkeit, der stets aufs Neue in den Alltagssituationen gesucht und gefunden werden muss. Deswegen bleibt die Reflexion des Tagesgeschehens, der Begegnungen und der Fragen: Was haben diese Begegnungen und dieser Erfahrungen mit mir und meiner Lebenssituation zu tun? Warum bin ich heute diesem Menschen begegnet? Weshalb wurde heute im Radio über das neue Buch von diesem/er und jenem/er Autor/In gesprochen? Doch bevor die Reflexion des Erlebten erfolgen kann, müssen innere Fragen existieren und gestellt werden. An wen? An Ihr Leben, an eine höhere geistige Kraft, sofern Sie selbst an eine Spiritualität, an eine geistige Kraft glauben. Vertiefende Aspekte finden Sie in meinem Buch „Himmelslicht trifft Leuchtfeuer“.

Ein wunderbares Kinderbuch, nicht nur für Kinder, zum Thema „Befreiung aus den alten Mustern“ hat ebenfalls der oben erwähnte Autor Jorge Bucay geschrieben: „Wie der Elefant die Freiheit fand“, mit Bildern von Gusti, erschienen bei Fischer KJB, Frankfurt am Main, 2010, 6. Auflage 2016.

Trotz dieses anstrengenden Prozesses während des Herauskristallisierens der eigenen und familiären Strukturen können Sie sich noch zusätzlich stärken und motivieren, indem Sie sich parallel zur Aufarbeitung Ihrer Strukturen darin üben, positiver auf Ihre jetzige Lage und Befindlichkeit zu schauen: Die meisten Leser/Innen sind – genauso wie ich selbst – in einer Gesellschaft sozialisiert worden, in der sie beispielsweise in der Schule ihre Fehler vor Augen geführt bekamen. Wobei ich in meiner Schulzeit auch schon andere, positive und stärkende Reaktionen und Rückmeldungen erhalten habe. Doch auch in den Medien erfahren wir eher etwas über Terrorangriffe, schwere Unfälle usw. und hören weniger von all den positiven Ereignissen des Tages, die es natürlich überall auf der Welt ebenfalls gibt, nur sind diese zumeist nicht ganz so spektakulär. Deswegen fällt es vielen Menschen schwer, die geglückten Aspekte im ihrem eigenen Leben und im Tagesgeschehen zu entdecken.

Der Arzt und aus dem Fernsehen bekannte Dr. Eckart von Hirschhausen hat sich deswegen zur Aufgabe gemacht, die Menschen darin zu unterstützen, ihren Blick generell positiver auszurichten. Zu diesem Zweck gibt es im Internet unter www.glueck-kommt-selten-allein.de ein kostenloses siebenwöchiges Glücks-Schulungs-Programm, an dem auch Sie teilnehmen können. Zudem ist es möglich, andere Teilnehmer/Innen kennenzulernen oder sich mit ihnen auszutauschen.

Zwischenbemerkung: Mit dem Bau der ersten vier Brückenpfeiler nähern Sie sich immer mehr Ihrer Lebensmitte, Ihrem Selbst, Ihrem Bauchgefühl und Ihrem Lebenssinn an. Sie können jetzt Ihre eigenen Wünsche und Bedürfnisse immer besser formulieren und haben Ihre vorhandenen Potenziale entdeckt.

Fünfter Brückenpfeiler: Einbringen Ihrer Potenziale in die Gesellschaft und Knüpfen von neuen Bindungen

Je besser Sie sich selbst kennenlernen und je mehr Sie sich auch von belastenden Beziehungen und Faktoren trennen können oder gelernt haben, mit ihnen zu leben und sie als Sinnaufgabe zu begreifen, um dadurch innerlich zu wachsen und zu reifen, desto wohler sollten Sie sich insgesamt fühlen. Das Leben bleibt natürlich wechselhaft und Sie werden weiterhin Lebensumbrüche und Krisen erleben, Sie haben sich jedoch die Kompetenz angeeignet, diese mit einem anderen Blick und einer anderen Einstellung zu durchlaufen.

Ich zitiere nun noch einmal Jorge Bucay aus dem Buch „Drei Fragen“[2]. Er schreibt auf Seite 137: „… dass Leute, die sich für glücklich halten und mit ihrem Leben zufrieden sind, im Vergleich zu anderen einen stärkeren Gemeinschaftssinn und größere Hilfsbereitschaft an den Tag legen sowie eine höhere Leistungsfähigkeit und größere Effizienz bei all ihren Unternehmungen.“

Ich füge hinzu: Zudem sind sie in der Lage, zukünftige Lebensherausforderungen besser zu meistern und gestärkt aus ihnen hervorzugehen.

Zu den fünf individuellen Brückenpfeilern:

Erster Brückenpfeiler: Erkennen des seelischen Wiederholungszwangs und Distanzierung

---

2 Jorge Bucay, Drei Fragen. Wer bin ich? Wohin gehe ich? Und mit wem? © Jorge Bucay 2007. Aus dem Spanischen von Stephanie von Harrach. © S. Fischer Verlag GmbH, Frankfurt am Main 2011.

Zweiter Brückenpfeiler: Sich den leidvollen Erfahrungen stellen und zugleich Loslösung aus der seelischen Abhängigkeit

Dritter Brückenpfeiler: Beschäftigung mit den eigenen Potenzialen

Vierter Brückenpfeiler: Immer wieder die gemachten Erfahrungen reflektieren, leidvolle Gefühle zulassen und eine beginnende Neuorientierung

Fünfter Brückenpfeiler: Einbringen der eigenen Potenziale in die Gesellschaft und Knüpfen von neuen Bindungen

Zusammenfassung: Diese fünf individuellen Brückenpfeiler benötigen Sie, um sich Ihre Brücke zu bauen und Ihren eigenen Lebensweg zu gehen. Ihre Potenziale ergeben sich aus der Bearbeitung und Verarbeitung Ihrer persönlichen Kindheitserfahrungen. In dem Gewahr-Werden der Begeisterung – bezogen auf Ihre Potenziale – und dem Erspüren Ihres Bauchgefühls bekommen Sie immer deutlicher ein Bild und ein Gefühl für Ihre eigentliche Lebensaufgabe und Ihren Lebenssinn. Oftmals weisen die Hauptthemen oder das Hauptthema in Ihrer Biografie sowie die Themen in den Krisenverläufen und die Art der leidvollen Empfindungen Sie direkt auf Ihre individuelle Sinn-Aufgabe hin. Denn durch Ihr wahrgenommenes und erlittenes Leid werden Sie gestärkt, und Sie gewinnen Fähigkeiten, die Sie zum Beispiel an andere Menschen mit ähnlichen Fragestellungen weitergeben können. Aufgrund des eigenen Leids verstehen Sie Ihre Mitmenschen besser. Sie werden verständnisvoller, weil Ihnen deutlich wird, dass alle Menschen in ihrem Leben Herausforderungen zu meistern haben. Einem als fremd erlebten Verhalten Ihrer Mitmenschen können Sie verständnisvoller begegnen, weil Sie in der Lage sind zu erkennen, dass dieses mit den seelischen Strukturen jener Menschen zusammenhängt. Über dieses neu entwickelte Verständnis kann auch Vergebung möglich werden. So kann Ihr Leid Kräfte und ein gestärktes Selbstempfinden hervorbringen, welches Sie insgesamt zufriedener werden lässt und es Ihnen ermöglicht, menschlicher auch auf andere Mitmenschen zuzugehen. Gestärkt durch den ständig währenden Prozess der Reflexion und das Einordnen neuer Impulse und Erfahrungen in Ihr jetziges Leben lernen Sie neue Menschen kennen.
Außerdem können Ihre hinzugewonnenen Fähigkeiten, Ihre bisher durch das „falsche Selbst“ überlagerten und unterdrückten Potenziale, innerhalb der Gesellschaft etwas Neues bewirken. Indem

Sie sich mit Gleichgesinnten verbinden, werden Sie durch die spiegelnden und gereiften Menschen in diesem Kreise auf neue Weise gestärkt und beflügelt, und Sie können durch den Austausch inspirierender Ideen neue Projekte realisieren. In diesem Zusammenspiel der gestärkten Persönlichkeiten kann etwas bisher in dieser Welt noch nicht Existierendes neu geschaffen und entwickelt werden. Diese Form des solidarischen Gesellschaftslebens ist quasi ein Gegenentwurf zu der sich im Augenblick zeigenden, tendenziell eher narzisstisch wirkenden Gesellschaftsstruktur mit ihren Spaltungstendenzen.

6.2. Zur Heldenreise

Joseph Campbell (1904–1987) war ein amerikanischer Professor und Autor auf dem Gebiet der Mythologie. Sein ganzes Leben lang beschäftigte er sich begeistert mit den Mythologien verschiedenster Völker, untersuchte auch die Bibel hinsichtlich ihrer mythologischen Aussagen und fand im Vergleich dieser Ur-Bilder und Erzählungen heraus, dass sie sich sehr ähnelten oder gar komplett übereinstimmten.
Ähnlich wie bei den archetypischen Urbildern unserer Seele, die C.G. Jung untersucht und beschrieben hat, stellte Campbell fest, dass die verschiedenen Mythologien einen Entwicklungsweg aufzeigen. Diesen nannte er „die Heldenreise“. Joseph Campbell beschreibt insgesamt siebzehn Entwicklungsstufen, die jeder Mensch auf dem Weg zu seinem wahren Selbst und zu seiner Bestimmung in diesem Leben durchschreiten muss. Diese einzelnen Stufen können wie Prüfungen gesehen werden, die dem/der Suchenden in Form von Widerständen begegnen und gemeistert werden müssen.

Ein Zitat von Walter Seyffer aus seinem Buch „Helden für ein Leben. Die heldenhafte Lebensreise des Menschen nach Joseph Campbell und ihr Einfluss auf den individuellen Lebenslauf“, Info-3-Verlagsgesellschaft, Frankfurt am Main, 1. Auflage 2011, Seite 37: „Er (Campbell) charakterisiert hier grundlegend, was unser heutiges Zeitalter ausmacht, indem jeder Mensch aufgerufen ist, zu individuellem Bewusstsein zu kommen, um selbstbestimmt leben zu können. Die Heldenreise kann nicht pauschal gebucht werden. Sie ist heute immer auch eine Individualreise – ein unkalkulierbares Risiko, für das es keine Versicherungspolice gibt.
Ich entscheide mich frei dafür, ob ich dem Ruf des Schicksals folgen will, und kämpfe meinen eigenen Weg durch das Dunkel des Unterholzes frei. Ein Weg, den zuvor noch nie ein Mensch

gegangen ist. Dies macht die moderne Biografie aus. Eine Einzigartigkeit, der sich der moderne Mensch oft schmerzhaft bewusst wird, wenn er feststellt: Bei aller Hilfe, die mir entgegengebracht werden kann, bin ich letztendlich alleine auf mich gestellt.
Der moderne Mensch begreift sich als ein Individuum. Dieser zeitgeschichtlichen Vorgabe gerecht zu werden, hat ihre Schwierigkeiten. Dies sehen wir in der stillen Übereinkunft unserer Gesellschaft, dem wahren Individuum immer skeptisch oder sogar feindlich gegenüberzustehen. Überall droht der Rückfall ins Kollektive."

Siehe auch vergleichend dazu meine Ausführungen zu Angela Merkels Führungsstil, der durch die inszenierte Spaltung die Infantilität der Gesellschaft fördert und einer kritischen Auseinandersetzung entgegenwirkt, sodass die demokratisch kritischen Stimmen überlagert und in den Hintergrund gerückt werden.

Somit lassen sich durchaus Parallelen zwischen den Anregungen für den individuellen Bau der fünf Brückenpfeiler und den siebzehn Stufen der Heldenreise erkennen.

In dem zuvor genannten Zitat wird von dem Auf-sich-alleine-gestellt-Sein bezogen auf die Heldenreise gesprochen. Letztendlich sind Sie als erwachsener Mensch in all Ihren Entscheidungen auf sich selbst gestellt und müssen und sollen die Verantwortung für Ihr Leben auch selbst tragen. Deswegen war für mich die Beschreibung der Heldenreise eher mit dem Gefühl des „Sich-wieder-Findens" in den Urgesetzen des Lebens verbunden.
Ich hatte zudem die Empfindung, während meiner Sinnsuche nicht allein zu sein. Es gab und gibt immer wieder Menschen, die sich ebenfalls auf den Weg begeben und die Strukturen und Muster in ihrem Leben erkennen möchten.
Wenn ich den Erkenntnissen von Joseph Campbell bezüglich der Übereinstimmungen in den Mythen folge, dann gab es zu allen Zeiten in der Menschheitsgeschichte sowie bei sämtlichen Völkern dieser Erde bereits Entwicklungswege, die in den Mythologien festgehalten wurden und die den Menschen als Orientierung dienten. Sie wurden in Symbolen und Bildern übermittelt, wodurch es möglich war, ein innerseelisches Erleben für andere Menschen erfahrbar zu machen.
Da Menschen mit sechs Basisemotionen zur Welt kommen und, wie ich schon beschrieben habe, ihre Erfahrungen und Gefühle bis zum vierten Lebensjahr in bildhafter Weise hinterlegt und

gespeichert werden, verstehen sie mythologische Inhalte in den Symbolen und Geschichten quasi ohne Worte. Ihr Sinncharakter erschließt sich ohne zusätzliche Erklärung.

Campbell beschreibt in seinem Buch „Das bist Du. Die spirituelle Bedeutung biblischer Geschichten, Wunder und Gleichnisse", erschienen im Ansata Verlag, 2002, insgesamt vier Funktionen von Mythen. Ich möchte nur auf die vierte Funktion eingehen, da sie für dieses Buch von Bedeutung ist. Der Autor beschreibt, dass die eigentliche Aufgabe von Mythen darin besteht, Menschen einen Weg in Form von Bildern, Geschichten und Gleichnissen aufzuzeigen, der ihnen hilft, den Gang durch Krisen hindurch zu bewältigen. In der Bildsprache und den archetypischen Symbolen – siehe auch in meinem Buch „Himmelslicht trifft Leuchtfeuer" – spüren und erfassen die Menschen, dass sie eingebettet sind in einen größeren Lebenszusammenhang und es Wege aus der Krise gibt. Indem jeder/e Einzelne sich in den Bildern und Gleichnissen wiedererkennen kann, geschieht zugleich die Anbindung an das Göttliche. Der Mensch erlebt sich auf diese Weise als Teil des Ganzen und spürt, dass Krisen zum Leben dazugehören und Wandlung und Entwicklung bedeuten.

Folgende Informationen zu den siebzehn Stufen der Heldenreise finden sich auf der Wikipedia-Internetseite zur Heldenreise (die in Klammern gesetzten Inhalte wurden von mir ergänzt):

Das „Abenteuer des Helden" nach Campbell:

1. ***Der Ruf des Abenteuers (Berufung):*** Erfahrung eines Mangels (z. B. wenn Sie dem Wiederholungszwang immer wieder ausgesetzt sind und sich zunehmend unglücklich oder manipuliert fühlen) oder plötzliches Erscheinen einer Aufgabe.

2. ***Weigerung:*** Der Held zögert, dem Ruf zu folgen (in Form der innerseelischen Widerstände zum Beispiel), beispielsweise weil es gilt, Sicherheiten aufzugeben (eventuell die Partnerschaft „aufs Spiel zu setzen").

3. ***Übernatürliche Hilfe:*** Der Held trifft unerwartet auf einen oder mehrere Mentoren.

4. ***Die Überschreitung der ersten Schwelle:*** Er überwindet sein Zögern und macht sich auf die Reise.

5. ***Der Bauch des Walfischs:*** Die Probleme, die dem Helden gegenübertreten, drohen ihn zu überwältigen. Zum ersten Mal wird ihm das volle Ausmaß der Aufgabe bewusst.

6. ***Der Weg der Prüfung:*** Auftreten von Problemen, die als Prüfung interpretiert werden können.

7. ***Die Begegnung mit der Göttin:*** Dem Helden (oder der Heldin) wird die gegengeschlechtliche Macht offenbar.

8. ***Die Frau als Versucherin:*** Die Alternative zum Weg des Helden kann sich auch als vermeintlich sehr angenehme Seite einer (verführerischen) Frau offenbaren.

9. ***Versöhnung mit dem Vater:*** Die Erkenntnis steht dem Helden bevor, dass er Teil einer genealogischen Kette ist. Er trägt das Erbe seiner Vorfahren in sich, beziehungsweise sein Gegner ist in Wahrheit er selbst (verinnerlichte hemmende Selbstrepräsentanzen und Objektrepräsentanzen im Inneren der Seele).

10. ***Apotheose:*** In der Verwirklichung der Reise wird ihm bewusst, dass er göttliches Potenzial in sich trägt.

11. ***Die endgültige Segnung:*** Empfang oder Raub eines Elixiers oder Schatzes, der die Welt des Alltags, aus der der Held aufgebrochen ist, retten könnte.

12. ***Verweigerung der Rückkehr:*** Der Held zögert, in die Welt des Alltags zurückzukehren.

13. ***Die magische Flucht:*** Der Held wird durch innere Beweggründe oder äußeren Zwang zur Rückkehr bewegt, die sich in einem magischen Flug oder durch Flucht vor negativen Kräften vollzieht.

14. ***Rettung von außen:*** Eine Tat oder ein Gedanke des Helden auf dem Hinweg wird nun zu seiner Rettung auf dem Rückweg.

15. ***Rückkehr über die Schwelle:*** Mit seinem neu gefundenen Wissen überschreitet der Held die Schwelle zur Alltagswelt, aus der er ursprünglich ausgebrochen war. Er trifft auf Unglauben oder Unverständnis und muss das auf der Heldenreise Gefundene und Errungene in das Alltagsleben integrieren.

16. ***Herr der zwei Welten:*** Der Held vereint Alltagsleben mit seinem neu gefundenen Wissen und damit die Welt seines Inneren mit den äußeren Anforderungen.

17. ***Freiheit zum Leben:*** Das Elixier des Helden hat die „normale Welt" verändert; indem er sie an seinen Erfahrungen teilhaben lässt, hat er sie zu einer neuen Freiheit des Lebens geführt.

Zwischenbetrachtung: Diese sehr ausführliche Beschreibung der Heldenreise durch Joseph Campbell oder der verschiedenen Entwicklungsschritte eines individuellen Lebensweges ist natürlich nicht direkt auf die von mir genannten und zu entwickelnden fünf individuellen Brückenpfeiler übertragbar. Das ist auch gar nicht mein Anliegen. Mir war es vielmehr wichtig, Ihnen neben meinen Ausführungen und Anregungen noch andere Möglichkeiten oder Betrachtungsperspektiven zu präsentieren.
Es gibt einen weiteren Zyklus einer Heldenreise, und zwar nach Vogler, den ich jedoch hier nicht weiter beschreiben werde. Falls ich Ihr Interesse geweckt habe, können Sie sich selbst darüber im Internet auf der gleichen Wikipediaseite zur Heldenreise informieren.
Ich möchte an dieser Stelle ergänzen, dass sich die Filmindustrie die Ausführungen zur Mythologie von Campbell zunutze gemacht hat und viele bekannte Filme nach diesen siebzehn Stufen aufgebaut sind.

6.3. Christlich-spirituelle Aspekte zum Lebensweg nach Dürckheim

Zum Abschluss dieses Kapitels komme ich noch einmal auf das Buch „Durchbruch zum Wesen" zu sprechen, in dem der individuelle Entwicklungsweg auch als ein Weg zum Göttlichen beschrieben wird. Auf Seite 41 schreibt Dürckheim: „Das ist ein großes Thema, das im Grunde genommen die ganze Thematik des menschlichen Lebens betrifft. Es lautet: Die Gewinnung des wahren Selbstes und, als Voraussetzung dafür, Überwindung des kleinen Ichs. ‚Das kleine Ich muss eingehen', sagt Meister Eckehardt (spätmittelalterlicher Philosoph und Theologe), ‚damit das Selbst aufgehen kann.' Es geht um das Überwinden des kleinen Ichs, in dem wir, in uns selber gefangen, so machthungrig, geltungsbedürftig und verletzbar sind und so abhängig vom Beifall der Welt. Dieses Ich trübt unseren Blick für die wahre Realität und den eigentlichen Sinn unseres Lebens. Es verstellt uns den Weg in jene Freiheit, die der Mensch nur in dem Maß gewinnt, als er zu seinem wahren Wesen hinfindet. Nur aus diesem Wesen heraus sind wir fähig, das wechselnde Schicksal gelassen zu meistern und inmitten unseres Kampfes ums tägliche Brot und in unserem werkbezogenen Alltag zugleich jenen Einklang mit uns, mit den anderen und mit Gott zu finden, der die schönste Frucht menschlicher Reife ist."

Karlfried Graf Dürckheim spricht in diesem Buch bezogen auf Gott oder das Göttliche auch von dem „Wesen".

Auf Seite 57 schreibt er weiter: „Wo immer das Wesen aufging, sind die Menschen einander in einer Liebe verbunden, die das Verschiedene als Fülle empfindet und das Trennende zwischen ihnen entmachtet. Die Liebe, die aus dem nicht endlichen Wesen aufsteigt, ist der Ausdruck jener wirksamen Einheit im Grunde, die das an der Oberfläche des Daseins Getrennte einander zugeneigt sein lässt. Wo immer Menschen aus dem Wesen heraus leben und wirken, hatte ihr Werk Bestand, und sie verstehen einander in diesem Werk über Zeiten und Zonen hinweg."

6.4. Zusammenfassung

Letztendlich weisen alle bisher genannten Autoren darauf hin, dass es beim Ergreifen des eigenen Schicksals und der Findung der eigenen Lebensaufgabe darauf ankommt, der inneren Stimme oder dem Bauchgefühl zu folgen. ***Dieser Stimme oder diesem Bauchgefühl beziehungsweise dem Selbst kommen Sie näher, wenn Sie – wie detailliert beschrieben – eigene und familiäre Strukturen aufdecken und sich dabei auch auf leidvolle Erfahrungen einlassen. Zudem müssen Sie Widerstände überwinden und trotzdem Ihrem ureigenen Impuls immer weiter folgen.***

Es gibt nur den ganz persönlichen eigenen Weg, den Sie selbst herausfinden und gehen

können! Ob Sie bei dieser Suche nach dem „roten Faden“ in Ihrem Leben davon ausgehen, dass Sie auf dieser ganz persönlichen Lebensreise eher allein unterwegs sind oder göttlich begleitet werden oder es sogar ein Weg hin zum Göttlichen ist, bleibt Ihrer ganz individuellen Sichtweise überlassen!

Mir war es wichtig, Ihnen diese erweiterte Sichtweise, die das Göttlich-Geistige mit einbezieht, als Ergänzung zu den anderen Ausführungen aufzuzeigen.

6.5. Vergeben/Ausblick

„Vergebt ihnen, denn Sie wissen nicht, was sie tun“ ist der Titel dieses Buches. Mit dem Schreiben des Buches wollte ich die Menschen stärken und unterstützen, deren Anliegen es ist, ihr Leben und ihre Situation zu verändern.
Sie haben jetzt viele unterschiedliche seelische Strukturen und Muster kennengelernt. Ferner habe ich versucht, Ihnen möglichst verständlich den Kreislauf der Manipulation, des seelischen Missbrauchs und den Vorgang der projektiven Identifikation mit den stattfindenden Entwertungen zu erläutern, der bei Menschen mit einem malignen Narzissmus auftritt.
Weil die Manipulation ein ganz zentrales Element des kränkenden Narzissmus darstellt und die Betroffenen ihr Verhalten selbst nicht als ungewöhnlich erleben und Erlebtes immer wieder anders und verdreht darstellen, ist es für Außenstehende so unglaublich schwierig, diese Strukturen zu erkennen.
Das Erkennen ist jedoch die Voraussetzung, um sich als Angehöriger/e abgrenzen zu können. Erst dann bin ich nicht der Gefahr ausgesetzt, immer wieder in den Sog der projektiven Identifikation hineingezogen zu werden.
Erwachsenen fällt es schwer, diese Strukturen zu erkennen, Kindern jedoch umso mehr, weil sie von der Zuwendung ihrer Bezugspersonen abhängig sind. Außerdem sind sie noch so sensibel in ihrer Seele, dass sie durch die ständig auftretenden Entwertungen Schuld- und Schamgefühle entwickeln, die im Grunde genommen überhaupt nichts mit ihrem ursprünglichen Wesen und ihrem Verhalten zu tun haben. Das Gefühl, niemals die uneingeschränkte Liebe und Bestätigung des Vaters oder der Mutter erlebt zu haben, schmerzt sehr. Die damit einhergehenden Trauergefühle, ebenso die Wutgefühle, die damit verbunden sind, dass das eigene Verhalten, die eigenen

Bemühungen niemals ausreichend waren, begleiten diese Kinder vermutlich ein Leben lang. Auch im späteren Leben bleibt oft eine wunde Stelle aus der Kindheit zurück, ein Gefühl der kalten Einsamkeit, die sein darf und die an das seelische Leiden der frühen Lebensjahre erinnert.
Was helfen kann, ist aus meiner Sicht das Anerkennen der schweren Situation, des Sich-ausgeliefert-Fühlens, der Ohnmacht. Häufig haben diese ehemaligen Kinder eine hohe Sensibilität entwickelt, weil sie sich immer wieder auf die neuen Wünsche und Vorstellungen der Mutter oder des Vaters mit einem narzisstischen Persönlichkeitsstil einstellen mussten. Diese Sensibilität, diese Feinfühligkeit diente dem seelischen Überleben und ermöglichte es diesen Menschen, sich ausgesprochen gut in die Lage anderer Personen hineinzuversetzen. Ebenso können sich viele dieser ehemaligen „Kinder" häufig auch in die Situation von Kindern und Jugendlichen hineinversetzen. Sie verstehen, wie abhängig diese von der Zuwendung der Bindungspersonen sind, und verstehen auch deren seelische Nöte und Leiden.
Eine ehemals sehr belastete Kindheit kann also Kräfte freisetzen, und es können sich neue Fähigkeiten entwickeln oder vorhandene Potenziale weiter ausgebaut werden, um auf diese Weise anderen zu helfen.
Es geht somit um den Sinn hinter jedem Leiden, den es zu verstehen gilt, vorausgesetzt, Sie oder die anderen Menschen sind für eine solche Art der Betrachtung des Lebens offen.
Wo die Beschäftigung mit den eigenen Lebenserfahrungen und seelischen Mustern beginnt und Menschen sich auf die damit einhergehenden Empfindungen einlassen, kann sich die Wandlung vollziehen. Dieser Wandlungsprozess bringt Sie zunehmend mit Ihrem Selbst in Verbindung, ebenso wie mit dem Sinn Ihres Lebens.
Zudem können Sie Ihre Mitmenschen besser verstehen, und es kann Ihnen gelingen, einen inneren Frieden mit Ihrer Situation und engsten Bezugspersonen zu schließen.
Verzeihen wird möglich, wenn Sie verstehen können, welche Ereignisse im Leben Ihrer engsten Bezugspersonen oder Ihres/r Partners/In dazu geführt haben, dass er/sie diesen narzisstischen Persönlichkeitsstil oder andere seelische Strukturen entwickelt hat.

Es folgt nun im dritten Teil des Buches die Beschreibung des Projekts „SEELESOLE" – „Seele soll leben".

Dritter Teil

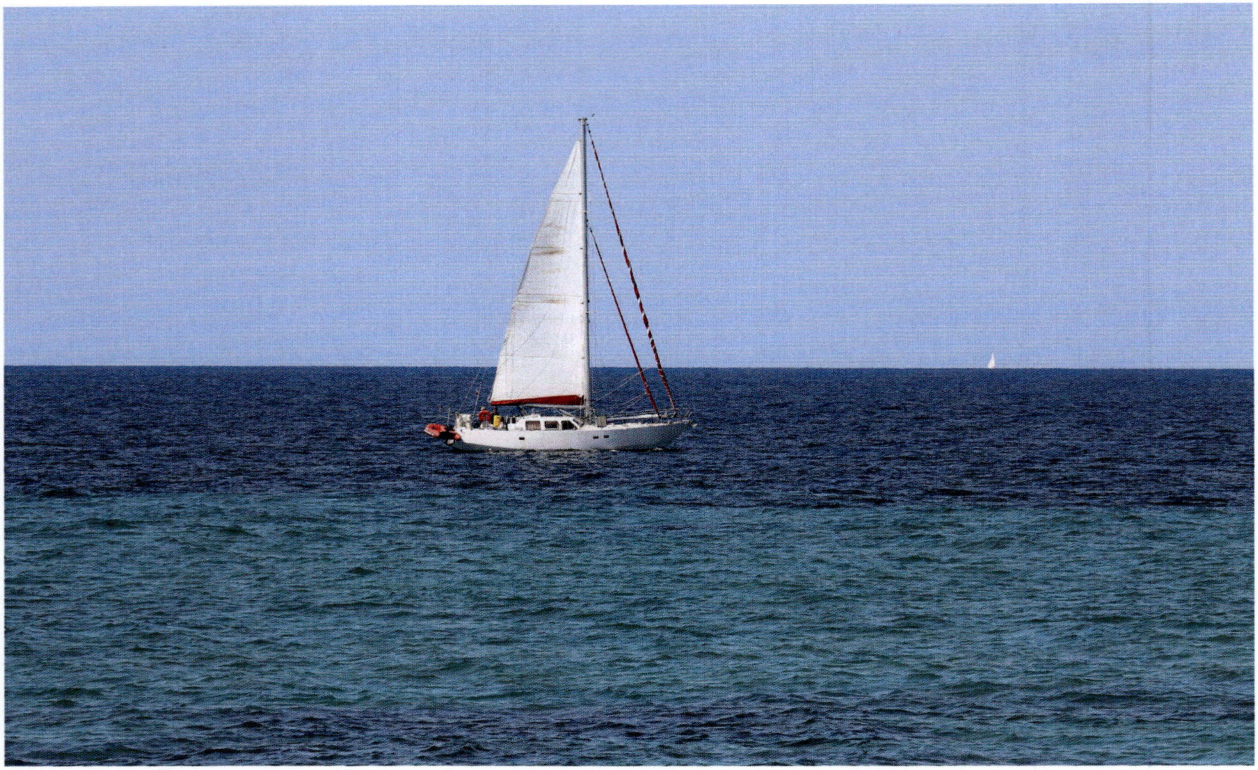

Weiter geht die Lesereise …

Licht schwebt davon

Licht flutet leicht
durch luftige Winde,
auf und nieder,
immer wieder.
Es lässt sich nicht fangen,
nicht einengen
in viel zu kleinen Räumen,
und fliegt und schwebt einfach davon
in den Horizont der Unendlichkeit,
um glücklich zu werden
im Raum der Gezeiten,
heiter und immer weiter
voller Lebensfreude.

Anja Funk-Klebe

7. „SEELESOLE“ bedeutet: „Seele soll leben“

Ein Projekt für Schulen

„Wenn wir für das Leben etwas in der Schule lernen sollen – dann doch, wie man mit Krisen umgeht. Ich habe viel über Punische Kriege, aber gar nichts über Panikattacken, Angststörungen, Depression und Suizidprävention gelernt. Als Arzt und Autor weiß ich: Seelische Gesundheit lässt sich lernen und verbessern. Glück kann man können. Und das wünsche ich jedem Schüler!“
(Dr. Eckart von Hirschhausen)

Einleitung

In einer Zeit, in der die familiären Bindungen abnehmen, es immer weniger tatsächliche menschliche Begegnungen gibt, ständig neue und zumeist negative Nachrichten auf die Menschen einströmen und ein Alltag ohne Computer und Handy kaum mehr vorstellbar scheint, ist die Gefahr der Vereinsamung sehr groß.
Bei einer seit achtzig Jahren laufenden Studie der Harvard Universität/USA zur Gesundheit im Alter hat jüngst Professor Waldinger, Psychologe und Leiter der Studie, herausgefunden (Quelle siehe Anhang), dass neben einem gesunden Lebensstil die Pflege der sozialen Kontakte besonders wichtig sei. Er hat drei elementare Faktoren definiert:

1. gute familiäre Bindungen und Beziehungen zu Familie und Freunden

2. qualitativ hochwertige Freundschaften zu einzelnen Menschen

3. eine harmonische Ehe

Alle drei Faktoren beziehen sich auf positive soziale Bindungen und Beziehungen.

Gute soziale Beziehungen sind unter anderem für ein gesundes Altern wichtig, Einsamkeit sei dagegen tödlich, sie wirke sich genauso zerstörerisch auf den Organismus aus wie ein zu hoher Alkoholkonsum und das Rauchen, sagt Professor Waldinger.

Gute Beziehungen geben uns Sicherheit. Wir werden in unserem Menschsein geachtet und gespiegelt, die Atmosphäre ist offen und zugewandt, und wenn Fehler auftreten, werden uns diese verziehen, weil sie zum Menschsein dazugehören und jedem Menschen passieren können. Oder wir werden in der Bewältigung der Herausforderungen durch unsere Freunde/Innen oder Partner/Innen unterstützt.

Die zuvor genannten Faktoren gehören zu guten sozialen Beziehungen dazu. Ebenso sind es die Faktoren, die in der Bindungsforschung zu einer sogenannten sicheren Bindung dazugehören.

Warum ist nun diese Studie bei der Frage, wie Kinder und Jugendliche auf ihrem Lebensweg in den Schulen gut unterstützt und begleitet werden können, so wichtig?

Die meisten Kinder und Jugendlichen halten sich zehn oder sogar noch mehr Jahre ihres Lebens und viele Stunden des Tages in der Schule auf. Bei wegbrechenden familiären Bindungen und einer parallel dazu vorhandenen Orientierungslosigkeit ist zudem die Gefahr, sich selbst zu verlieren und immer einsamer zu werden, sehr groß. Daher halte ich es für dringend erforderlich und wünschenswert, dass bereits in den Schulen den Schülern/Innen Möglichkeiten der Orientierung aufgezeigt werden und sich Lehrkräfte nicht nur als Wissensvermittler verstehen, sondern zu Begleit- und Bindungsperson für die Heranwachsenden werden.

Schule sollte daher vor allen Dingen als Entwicklungs- und Begegnungsraum verstanden werden:

- Schüler/Innen sollten darin unterstützt werden, ihre eigenen seelischen Prägungen und familiären Muster zu verstehen.

- Das Verständnis der eigenen Reaktionsweisen ermöglicht es dem/der Einzelnen, sich anzunehmen. Wer sich selbst liebt, kann sich auch in die Situation anderer Menschen besser hineinversetzen. Zudem bewirkt die Beschäftigung mit den eigenen Strukturen und Potenzialen die Stärkung des Selbstempfindens.

- Schwierige Lebensthemen sollten innerhalb des Schullebens nicht tabuisiert, sondern offen angesprochen werden. Schüler/Innen sollten sich mit Krisenverläufen, den Trauerphasen und wichtigen psychischen Erkrankungen wie Ängste, Depressionen usw. auskennen, damit sie bezüglich der eigenen und der Befindlichkeit ihrer Mitmenschen sensibilisiert werden. Auf diese Weise finden Betroffene einen schnelleren Zugang zu Beratungs- oder therapeutischen Angeboten. Außerdem sollten Schüler/Innen über Trauerphasen informiert werden, damit sie die damit verbundenen Gefühle, die bei ihnen selbst oder bei ihren Mitmenschen auftreten können, besser einzuordnen wissen. Auch sollten sie darüber informiert werden, welche Beratungsstellen und therapeutischen Anlaufstellen es in der Stadt und der Umgebung gibt.

- Der gelernte Mediziner und Moderator Dr. Eckart von Hirschhausen wird im Kölner Stadt-Anzeiger vom 12. Juni 2017 unter der Rubrik „Medien/Kultur“ wie folgt zitiert: „‚Seelische Erkrankungen haben viele Ursachen. Ein wichtiger Punkt: Niemand ist an seiner Depression, Psychose oder Suchterkrankung ‚schuld‘. Auch nicht ‚die Gesellschaft‘ oder ‚der Stress‘. Aber klar ist, dass Stress, Drogen, Alkohol bei einer erblichen Veranlagung Auslöser sein können – und dass wir mit guter ‚Seelenhygiene‘ auch den Ausbruch vieler Erkrankungen verhindern oder verzögern können. Dazu muss man aber mehr darüber wissen, wie wir ticken und austicken. Warum ist das kein Schulfach? ... Und alle haben Angst davor, depressiv, dement oder verrückt zu werden. Ich auch.“

- Um aus der Orientierungslosigkeit herauszukommen, bedarf es der Kenntnis der individuellen Potenziale. Damit diese jedoch zunehmend besser erkannt werden können, werden Lehrkräfte benötigt, die die Kompetenzen der Schüler/Innen auch wahrnehmen und zurückmelden können.

Ganz wichtig ist meines Erachtens, dass Kinder und Jugendliche ihre Kompetenzen im realen Kontext, im wirklichen Leben zur Entfaltung bringen können. Im Austausch und in der Begegnung mit anderen Menschen und durch das Einbringen ihrer Potenziale ins Gesellschaftsleben werden sie in ihrem Selbsterleben gestärkt. Außerdem erfahren sie, dass ihr Leben einen Sinn hat und sie gebraucht werden.

Wird Schule in diesem Sinne gelebt und verstanden – mit einem Leitbild als Grundlage, in dem der Mensch im Mittelpunkt steht –, dann wird sie zum Entwicklungsraum und Begegnungsraum zugleich, für den/die Einzelnen/e, aber auch für die gesamte Gemeinschaft.

Diese beschriebenen Möglichkeiten können unter anderem dazu beitragen, dass Heranwachsende

- in ihrem Selbstempfinden gestärkt werden
- an seelischer Sicherheit hinzugewinnen
- ihre Potenziale kennenlernen und dadurch Begeisterung in ihrem Handeln erleben
- durch das Erkennen ihrer eigenen Strukturen sich selbst und andere besser verstehen lernen
- durch ihr soziales Handeln und das Einbringen ihrer Kompetenzen ins Gesellschaftsleben ihren Lebenssinn entdecken
- sich durch die Begegnung mit „spiegelnden“ Lehrkräften anerkannt und geachtet fühlen
- an innerer Orientierung hinzugewinnen und dadurch eigene Ziele, Wünsche und Bedürfnisse formulieren

Aus meiner Sicht ist es sehr wichtig, dass Kinder und Jugendliche in der Schule gestärkt werden, um diese später eigenständig und selbstbewusst zu verlassen. Dazu gehört die Einbeziehung der seelischen Sichtweise in den Schulalltag, damit Leib, Seele und Geist gestärkt werden.
Ferner ist es wichtig, dass die Schüler/Innen spüren, dass sie wichtig sind für ihre Mitmenschen in der Schulgemeinschaft, in der Gesellschaft. Dass jeder/e ein ganz besonderer Mensch ist und die jeweiligen individuellen Stärken für die Gemeinschaft, aber auch für den eigenen Lebensweg bedeutsam sind.

Zur Vermittlung dieser seelischen Inhalte habe ich ein Konzept entwickelt, das ich nachfolgend konkret beschreiben werde:

„SEELESOLE“: „Seele soll leben“ fußt auf einem ganzheitlichen Leitbild, bei dem der ganze Mensch mit Leib und Seele und Geist berücksichtigt wird.

„SEELESOLE“: LEBENSKUNDE/SINNFINDUNG/ KRISENBEWÄLTIGUNG

Es arbeiten zusammen: Lehrkräfte mit Psychotherapeuten, Sozialpädagogen und Diplompädagogen

Alle drei Unterthemen

1. Lebenskunde
2. Sinnfindung
3. Krisenbewältigung

werden im Rahmen einer Projektwoche oder an Thementagen behandelt.

Es gibt ein sogenanntes Fünf-Säulen-Modell, das erst einmal für drei aufeinanderfolgende Jahre konzipiert wurde. Letztendlich ist es das Ziel, dass alle Beteiligten der Schule durch die Beschäftigung mit seelischen Inhalten langfristig gestärkt werden.

Zu den einzelnen fünf Säulen:

Erste Säule: Die Lehrkräfte werden an drei aufeinanderfolgenden Schulentwicklungstagen, jeweils an einem Tag im Jahr, von einem/r Psychotherapeuten/In in Zusammenarbeit mit einem/r Sozialpädagogen/In oder Pädagogen/In in den drei genannten Unterthemen Lebenskunde, Sinnfindung und Krisenbewältigung geschult, damit sie sich noch besser in die seelische Lage von Kindern/Jugendlichen hineinversetzen können. Sie erhalten „Handwerkszeug“, das es ihnen ermöglicht, die Schülern/Innen auf ihrem Entwicklungsweg und in der Erkundung der eigenen Potenziale zusätzlich zu den bereits bestehenden pädagogischen Konzepten der Schule zu unterstützen. Es ist wichtig, dass ihnen genauso wie den Schüler/Innen die Trauerphasen und Krisenbewältigungsmöglichkeiten dargestellt werden und sie die ortsansässigen Beratungsangebote und therapeutischen Möglichkeiten aufgezeigt bekommen. Bindungsaspekte werden behandelt und praktische Übungen dienen dabei als Anregung für den Unterricht. Die Teilnahme an den Schulentwicklungs- bzw. Fortbildungstagen für Lehrkräfte soll freiwillig erfolgen.

Zweite Säule: Zweite Säule: Achter/Neunter und zwölfter Jahrgang werden geschult: Schülern/Innen der genannten Jahrgänge werden an einem speziell dafür vorgesehenen Thementag die Themen Lebenskunde, Sinnfindung und Krisenbewältigung vermittelt. Ganz wichtig ist in diesem Zusammenhang, dass der Blick der Jugendlichen und jungen Erwachsenen auf ihr eigenes Erleben und ihre Lebenssituation gelenkt wird. Bei den Oberstufenschülern/Innen kommen zu den grundsätzlichen Betrachtungen zu den Themen Lebenskunde, Potenzialentfaltung und Krisenbewältigung noch philosophische Fragen hinzu.

Gemeint sind Fragen in dem Sinne:

- Wie stelle ich mir ein gelungenes Leben vor?
- Was kommt nach dem Tod? Gibt es ein Weiterleben nach dem Tod?
- Welche Dinge sind im Leben wichtig?
- Was möchte ich am Ende meines Lebens erreicht haben?
- Welche Erkenntnisse möchte ich an meine Nachkommen weitergeben?
- …

Dritte Säule: Schulung von freiwilligen Oberstufenschülern/Innen. In einem weiteren Workshop für die Freiwilligen des zwölften Jahrgangs werden diese dabei begleitet, eine Unterrichtseinheit für den neunten Jahrgang vorzubereiten.
Da die Oberstufenschüler/Innen die Pubertät bereits hinter sich haben, aber diese Zeit noch nicht so lange zurückliegt, sind sie meiner Meinung nach besonders befähigt, auch schwierigere Fragestellungen mit jüngeren Schülern/Innen zu besprechen.

Daher soll der Schwerpunkt des Workshops darin liegen, die Oberstufenschüler/Innen mit dem Thema „Depressionen und Ängste“ sowie den Faktoren, die für die Suizidprävention wichtig sind, vertraut zu machen.
Angelehnt ist dies an die Realprojektarbeit „Hoffnungsfunke“, ausgearbeitet von Joke Ketels, Jane Fiege, Svea Stössel und Finn Klebe im Jahr 2015 an der Fridtjof-Nansen-Schule in Flensburg. Diese vier ehemaligen Schüler/Innen haben in Absprache mit dem Verein Lichtblick ein Konzept für Schulen und Jugendzentren entwickelt, bei dem Oberstufenschüler/Innen jüngere Jugendliche des achten, neunten oder zehnten Jahrgangs für das Thema Lebenskrisen sensibilisieren sollen.

- Wie machen sich Lebenskrisen bemerkbar?
- Wie zeigt sich eine Depression?
- Wie fühlen sich seelische Leere und Hoffnungslosigkeit an?
- Wie kann ich meinen Mitschülern/Innen helfen, wenn ich bemerke, dass sich ihr Verhalten ändert?
- …

Wie schon erwähnt, können Jugendliche der Oberstufe viel unbefangener als Erwachsene über diese schwierigen Lebensthemen sprechen.
In der „Schulung“ jüngerer Schüler/Innen durch Oberstufenschüler/Innen liegt einer der Kernansätze meines Projekts, weil schwierigste Lebensthemen und -fragen in dieser Konstellation nicht unangenehm und peinlich werden. Auf viele Erwachsene hingegen wirkt das Thema Suizid bedrohlich, weshalb sie es meiden oder gar verleugnen. Gerade bei einer Suizidgefährdung ist aber die aufdeckende Haltung des Gegenübers wichtig, um direkt Hilfe leisten zu können oder sich Hilfe hinzuzuholen.
Neben der Thematisierung von Krisenmomenten und seelisch schwierigen Lebensfragen ***ist ein weiterer wichtiger Kernansatz, den Schülern/Innen einen Zugang zu ihren eigenen Wünschen, Bedürfnissen und individuellen Begabungen zu ermöglichen, damit sie in ihrem***

Selbstwertgefühl gestärkt werden und sich aus seelischen Abhängigkeitsverhältnissen lösen können. Ebenso dient die Erfassung der ganz persönlichen Potenziale der Annäherung an den eigenen roten Lebensfaden und die individuelle Lebensaufgabe.
Sowohl in der Beschäftigung mit den wichtigen prägenden Lebensthemen und Krisen als auch mit dem Finden des ganz persönlichen Lebenssinns werden die Jugendlichen im individuellen Erleben gestärkt, aber auch im Gemeinschaftssinn, da sie sich mit zunehmender Auseinandersetzung mit diesen lebensrelevanten Fragestellungen immer mehr in die eigene Situation und die der anderen Mitmenschen hineinversetzen können.
Außerdem stärkt das Begleiten und Unterrichten jüngerer Schüler/Innen die Selbstwirksamkeit. Die Oberstufenschüler/Innen spüren, dass ihre Lebenseinblicke und durchlebten Pubertätskrisen sie für jüngere Menschen zu wichtigen Austauschpartnern/Innen machen.

Vierte Säule: LDE: „Lernen durch Engagement“: Im neunten und zehnten Jahrgang haben die Schüler/Innen, die die Projektwoche zum Thema Lebenskunde, Sinnfindung und Krisenbewältigung im achten oder am Ende des siebten Jahrgangs durchlaufen haben, nun die Möglichkeit, ihre erlangten Erfahrungen im selbst gewählten Wahlpflichtbereich 2 in eine praxisbezogene Aufgabe einfließen zu lassen.
Beim sogenannten „Lernen durch Engagement“ wählen die Jugendlichen in Zusammenarbeit mit einem/r realen Arbeitgeber/In oder einer Institution, Beratungsstelle, Heimeinrichtung, Jugendhilfe oder Ähnlichem ein Thema und stellen zu Beginn eine Forschungsfrage beziehungsweise setzen einen Schwerpunkt fest, mit dem sie sich beschäftigen möchten.
Auch beim LDE geht es um die konkrete Umsetzung eines Projekts. Soziale Ziele werden geplant und verwirklicht, die in stärkender und unterstützender Weise in die Gesellschaft einfließen sollen.
Heranwachsende erfahren beim LDE ihre Selbstwirksamkeit. Zudem erfahren sie, dass sie in ihrer Persönlichkeit und ihrem Lebenseinsatz für andere Menschen von Bedeutung sind. Menschliche Begegnungen und das Erfahren von Dankbarkeit führen zur menschlichen Spieglung und stärken wiederum das eigene Selbstwertempfinden. Auch die „Empfänger/Innen“ des sozialen Engagements erfahren in der Zuwendung und Beachtung durch jüngere Menschen, dass sie nicht vergessen wurden und für die Gesellschaft bedeutsam sind. Alle Beteiligten erleben sich als wertvoll und wichtig und werden gestärkt in ihrem seelischen Wohlbefinden.

Fünfte Säule: Information der Eltern: Zu den fünf Säulen gehören auch die Eltern als Ansprechpartner/Innen. Da seelische Themen und Krisen in unserer Gesellschaft tabuisiert werden und sich so gut wie niemand traut, darüber zu sprechen, und die familiären Bindungen immer weniger stabil und sicher sind, ist es so enorm wichtig, auch mit den Bezugspersonen der Schüler/Innen über diese Themen zu sprechen.
Es gilt zudem, die Eltern und Bindungspersonen in ihrem Bindungsverhalten und Kontakt zu ihren heranwachsenden Kindern zu stärken. Ebenso herrscht in vielen Familien eine vermeidende Stimmung, Probleme werden vertuscht und geleugnet und die Atmosphäre in den Familien ist bedrückend. Jedes dritte Kind hat heute außerdem das Gefühl, dass sich die Eltern nicht wirklich für seine Belange interessieren. Insofern ist es wünschenswert, die Bindungspersonen über seelische Fragestellungen zu informieren und sie dadurch ebenfalls in ihrer Erziehung und Bindung zu stärken. Zudem soll der Austausch zwischen den Jugendlichen und jungen Erwachsenen und ihren Bezugspersonen angeregt und aufgelockert werden. Es gilt, allen Beteiligten neue Sichtweisen zu ermöglichen.

Zusammenfassung: Das Ziel des Projekts „SEELESOLE“ beziehungsweise der Lebenskunde, Sinnfindung und Krisenbewältigung basiert auf mehreren Aspekten und Kernaufgaben, die ich hier noch einmal beschreiben werde:

1. Dadurch, dass ältere Schüler/Innen mit jüngeren über sehr schwierige, zumeist tabuisierte Lebensfragen sprechen, können sich die Pubertierenden in einer ungezwungenen Stimmung vorbehaltlos mit ihrer eigenen Situation und der ihrer Mitschüler/Innen beschäftigen.

2. Die eigenen Potenziale und Stärken werden herausgearbeitet, damit die Heranwachsenden einen Sinn in ihrem Leben entdecken können.

3. Ein Gemeinschaftssinn entwickelt sich, und durch den Austausch auf allen Ebenen, mit allen Beteiligten am Schulorganismus, geschehen Spiegelungsmomente und es kommt zu einem verstärkten menschlichen Miteinander.

4. Zudem entsteht das Gefühl: Ich bin mit meinen Sorgen nicht allein. Es gibt andere Menschen, die Ähnliches erleben oder erlebt haben.

5. Mit zunehmender Erkenntnis der eigenen seelischen Situation kann ich mich selbst besser verstehen und bin in der Lage, mich in meinen Stärken und Schwächen anzunehmen.

6. Wer sich selbst annimmt und liebt, wird auch sensibler im Umgang mit anderen Menschen.

7. Im Sinne von Horst-Eberhard Richter (siehe S. 69) sorgt erst die Wahrnehmung der vielfältigen Begabungen und Möglichkeiten, die die Menschen in der Gesellschaft oder Gruppe haben, dafür, dass Spaltungsprozesse aufgelöst werden können. Nur so kann der Weg zu einem solidarischen Miteinander weiter geebnet werden.

8. Die Einbeziehung aller Beteiligten – Schule, Eltern, Lehrkräfte, Schüler/Innen und Mitarbeiter – sowie der Austausch mit Fachleuten aus anderen Fachgebieten dient dazu, dass sich die Sichtweise aller Teilnehmenden erweitert und sie sowohl in der Selbstwahrnehmung als auch in der Beobachtung und Wahrnehmung der Befindlichkeit ihrer Mitmenschen gestärkt werden.

9. Die Kenntnis der eigenen seelischen Strukturen macht es erst möglich, sich bei gleichzeitiger Ermittlung der eigenen Stärken und Kompetenzen aus bestehenden familiären und seelischen Abhängigkeiten zu lösen.

10. Den Lehrkräften wird die Möglichkeit gegeben, im Schulalltag empathischer auf die Belange der Kinder/Jugendlichen einzugehen. Sie können sie im Finden ihrer Potenziale bestärken und ihnen als verlässliche Bezugspersonen und Ansprechpartner/Innen zur Verfügung stehen.

11. Ebenso werden die Eltern in ihrer Bindung gestärkt, der Austausch zwischen den Jugendlichen und ihnen wird angeregt und sie erhalten Informationen über Hilfsangebote in schwierigen Situationen.

12. Beim Lernen durch Engagement sowie beim Unterrichten der Jugendlichen durch Oberstufenschüler/Innen erfahren diese durch den gemeinsamen Kontakt ihre Selbstwirksamkeit und werden dadurch in ihrem Selbstwerterleben gestärkt.

Falls Sie das Projekt „SEELESOLE“ angesprochen haben sollte und Sie es finanziell mit einer Spende unterstützen möchten, können Sie diese auf folgendes Konto einzahlen:

Projekt SEELESOLE
Anja Funk-Klebe
Nord-Ostsee Sparkasse
IBAN: DE20 2175 0000 0165 2537 17

Weitere Informationen zu diesem Projekt finden Sie auch unter www.seelesole.de.

Zum Zeitpunkt des Erscheinens dieses Buches befindet sich der gemeinnützige Verein „SEELESOLE“ in Gründung! Die oben aufgeführte IBAN-Nummer ist die des zukünftigen Vereinskontos. Bis der Verein gegründet wurde und rechtskräftig ist, können noch keine Spendengelder angenommen und keine Spendenbescheinigungen ausgestellt werden. Ich bitte dafür um Ihr Verständnis. Auf der genannten Homepage erfahren Sie alles Weitere und ich werde Sie dort auch über die vollzogene Vereinsgründung informieren.

Abschließende Betrachtung

Ich hoffe, dass ich Sie mit meinem Buch anregen, vielleicht auch begeistern konnte, sich mit Ihrem eigenen Leben und den familiären beziehungsweise gesellschaftlichen Strukturen in Ihrem Land zu beschäftigen. Wer sich selbst versteht, kann sich besser annehmen und lieben und bildet auch ein besseres Mitgefühl für die Verhaltensweisen seiner Mitmenschen aus, soweit dieses nicht schon ausgeprägt vorhanden ist.
Besonders wichtig war mir das Aufzeigen des malignen Narzissmus sowie des sich daraus ergebenden seelischen Missbrauchs, da er sich häufig nur schwer erkennen lässt. Insbesondere Kinder sind dem narzisstischen Persönlichkeitsstil ihrer Bezugspersonen ausgeliefert und glauben, dass sie schlechte Menschen seien und Schuld auf sich geladen hätten. Diese sehr negativen Botschaften werden sie ein Leben lang prägen und in ihren Partnerschaften zumeist erneute Abhängigkeiten zu Partnern/Innen schaffen.
Deswegen ist ein Ausstieg aus diesen Abhängigkeiten wichtig und wünschenswert. Dieser wird in der Regel nur mit einem Fachmann oder einer Fachfrau gelingen.

Außerdem ist es aus meiner Sicht unabdingbar, dass Sie sich darüber hinaus mit Ihren Kompetenzen beschäftigen und herausfinden, für welches Themenfeld Sie sich begeistern können. Dort, wo die Begeisterung zu finden ist, liegen auch häufig der Lebenssinn und die persönliche Lebensaufgabe verborgen.
Beginnen Sie und werden Sie zum/zur Schatzsucher/In in Ihrem Leben.
Es sollte das Ziel sein, zu einer inneren Zufriedenheit zu gelangen. Diese ist nicht dauerhaft vorhanden, sollte aber in Ihrem Leben immer wieder spürbar sein.
Da die Lebensfragen komplexer geworden sind und die Menschen von stets neuen Informationen „überrollt" werden, ist es meiner Auffassung nach umso wichtiger, den eigenen Lebenssinn zu entdecken. Dieser hilft, auch schwierigere Phasen im Leben gut zu überstehen.
Bei wegbrechenden familiären Bindungen und einer drohenden Vereinsamung sowie den vielfältigen tagtäglichen Herausforderungen ist es enorm wichtig, dass auch im Kindergarten und in den Schulen ein Bewusstsein für diese eher als negativ zu bezeichnenden Faktoren geschaffen wird.
Kinder/Jugendliche, die sich entwickeln, brauchen in diesen unsicheren Zeiten Menschen, die sie begleiten und sie in ihrem Wesen und ihren Kompetenzen spiegeln. Dann können sie sich trotz zum Teil unzureichender familiärer Unterstützung gut und gesund entwickeln.
Nicht gegeneinander, mit einer Tendenz zur seelischen Spaltung und Manipulation, sondern miteinander und unterstützend sollte eine Gesellschaft ausgerichtet sein. Die Grundlagen für dieses soziale Miteinander werden in der Kindheit und weiteren Entwicklung gelegt.
So führt die Erkenntnis des eigenen Lebenssinns unter anderem dazu, dass Menschen sich sinnbringend gesellschaftlich einbringen können und durch die daraus resultierenden menschlichen Kontakte gespiegelt werden.
Diese Kontakte, die echt, authentisch und aufrichtig sind, zu Freunden/Innen, Familienmitgliedern und anderen Mitmenschen sind das eigentliche Lebenselixier, welches uns ein gesundes und zufriedenes Leben ermöglicht.
In diesem Sinne wünsche ich Ihnen auf Ihrer Lebensreise weiterhin alles Gute. Bleiben Sie neugierig!

Anja Funk-Klebe

Dezember 2017

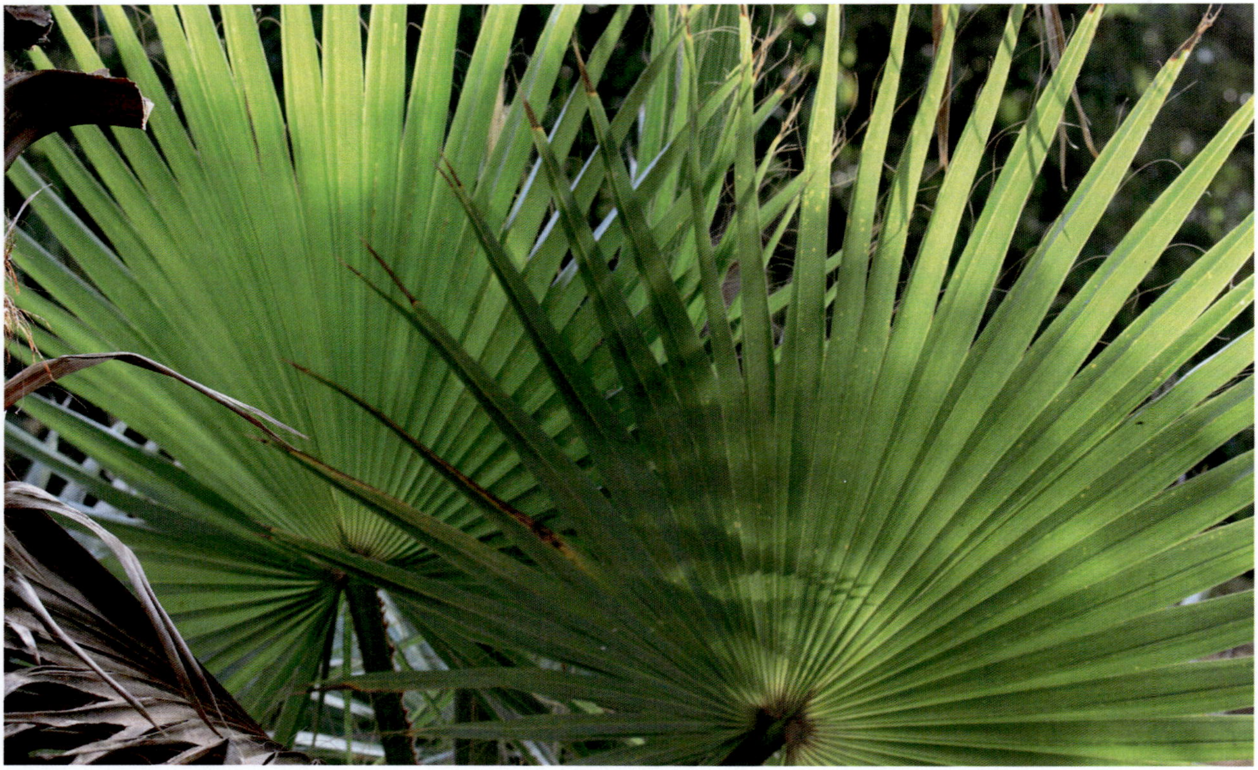

8. Anhang

Zur histrionischen Persönlichkeitsstörung (aus dem Buch „Multiaxionales Klassifikationsschema für psychische Störungen des Kindes- und Jugendalters nach ICD-10 und DSM-IV", Verlag Hans Huber, 2001):

„Die Persönlichkeit ist gekennzeichnet durch oberflächliche und labile Affektivität, Dramatisierung bezüglich der eigenen Person, durch theatralisches Verhalten, übertriebenen Ausdruck von Gefühlen, Suggestibilität, Egozentrik, Genusssucht, Mangel an Rücksichtnahme, erhöhte Kränkbarkeit und andauerndes Verlangen nach Anerkennung, äußeren Reizen und Aufmerksamkeit."

Weitere Formen besonderer Persönlichkeitsstile (ebenfalls entnommen aus dem Buch von Helmut Remschmidt, Martin Schmidt, Fritz Pousta (Hrsg.), „Multiaxiales Klassifikationsschema, für psychische Störungen des Kindes- und Jugendalters nach ICD-10 der WHO“, 4. vollständig überarbeitete Auflage, Verlag Hans Huber, Bern 2001) seien hier noch angefügt:

Besondere Persönlichkeitsstile bzw. Persönlichkeitsstörungen:

1. paranoide Persönlichkeitsstörung
2. schizoide Persönlichkeitsstörung
3. dissoziale Persönlichkeitsstörung
4. emotional instabile Persönlichkeitsstörung
5. impulsiver Typus
6. Borderline Typus
7. histrionische Persönlichkeitsstörung (siehe Ausführungen oben)
8. anarkastische Persönlichkeitsstörung
9. ängstlich vermeidende Persönlichkeitsstörung
10. abhängige Persönlichkeitsstörung
11. sonstige Persönlichkeitsstörung

Es würde den Rahmen dieses Buches sprengen, wenn ich zu jeder Form der Persönlichkeitsstörung ergänzende Gedanken und Beschreibungen hinzufügen würde. Daher möchte ich Sie bitten, sich der entsprechenden Fachliteratur zuzuwenden, um Näheres zu erfahren.

Lebendiger Geist

Es gibt dich,
den liebenden Geist des Lebens,
der mich und uns begleitet
und uns im rechten Augenblick
passend zur geistigen Entwicklung
den richtigen Entschluss,
die passende Idee
für das weitere Vorgehen schenkt.

Anja Funk-Klebe

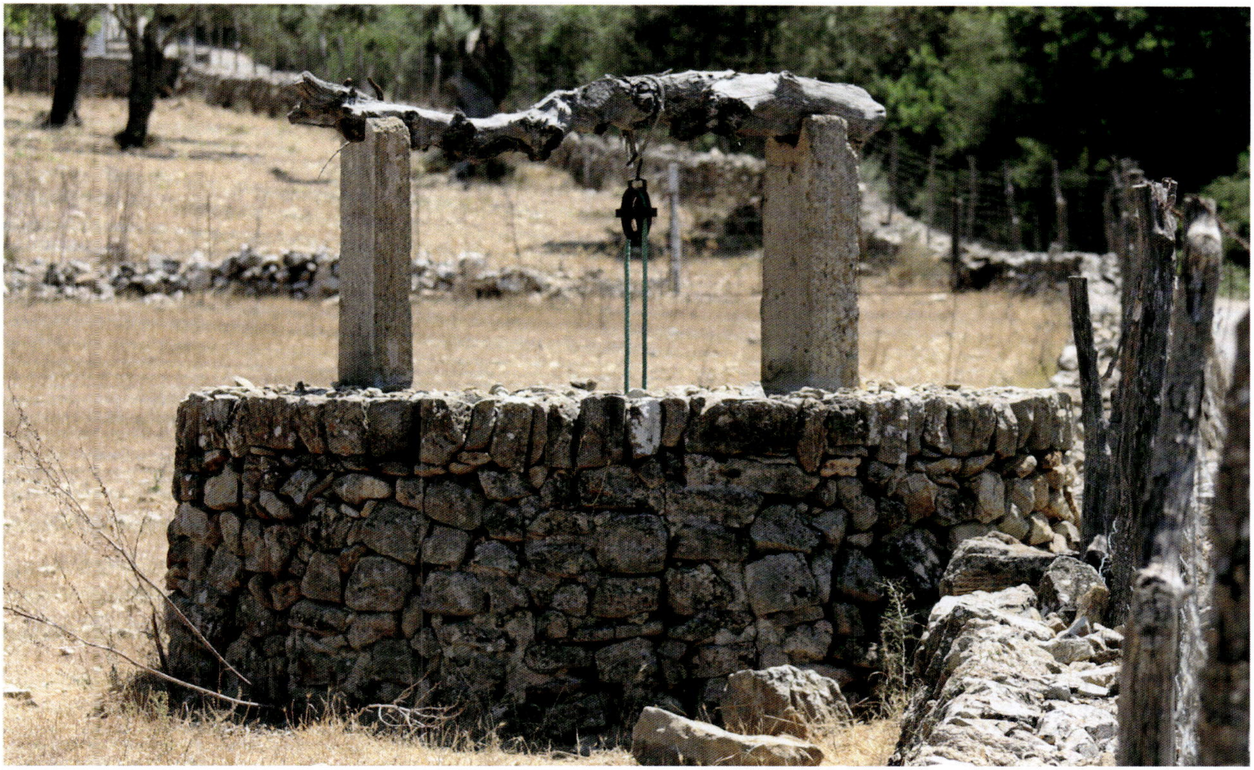

9. Literaturliste

Jeremy Holmes
„John Bowlby und die Bindungstheorie“
Ernst Reinhardt Verlag, München Basel, 2002

Jochen Peichl
„Destruktive Paarbeziehungen. Das Trauma intimer Gewalt“
Aus der Reihe „Leben lernen“

2. Auflage
Klett-Cotta Verlag, Stuttgart, 2015

Werner Rautenberg/Rüdiger Rogoll
„Werde, der du werden kannst. Persönlichkeitsentwicklung durch Transaktionsanalyse“
20. Auflage
Herder Verlag Freiburg, Basel, Berlin, 2013

Jay Earley
„Meine innere Welt verstehen: Selbsttherapie mit Persönlichkeitsanteilen“
2. Auflage TB
Kösel-Verlag, München, 2014

DER SPIEGEL 10/2017, Alexander Kühn, Seite 74: Artikel über Matthias Schweighöfer, „Die große Angst des kleinen Prinzen“

Multiaxiales Klassifikationsschema für psychische Störungen des Kindes- und Jugendalters nach ICD-10 der WHO, Hans Huber Verlag, Helmut Remschmidt/Martin Schmidt/Fritz Poustka (Hrsg.)

Jochen Peichl
„Destruktive Paarbeziehungen. Das Trauma intimer Gewalt“
Leben lernen, Klett-Cotta Verlag Stuttgart, 2008

Jochen Peichl
„Narzisstische Verletzungen der Seele heilen. Das Zusammenspiel der inneren Selbstanteile“
Leben lernen, Klett-Cotta Verlag, Stuttgart, 2015

Horst-Eberhard Richter
„Der Gotteskomplex“
2. Auflage 2012 der Neuausgabe 2005
Psychosozial-Verlag Originalausgabe 1979 (Rowohlt)
Gießen

Philip Kuhn
Artikel vom 22.11.2016
Welt N24 Online

Philippe Pozzo Di Borgo
„Ziemlich verletzlich, ziemlich stark. Wege zu einer solidarischen Gemeinschaft"
Hanser Verlag, Berlin, 2012

Susan Neimann
„Warum erwachsen werden? Eine philosophische Ermutigung"
Hanser Verlag, Berlin, 2014

Karlfried Graf Dürckheim
„Durchbruch zum Wesen"
11. Auflage
Verlag Hans Huber, Bern, 2006

Anselm Grün, Willigis Jäger
„Das Geheimnis jenseits aller Wege. Was uns eint, was uns trennt"
herausgegeben von Winfried Nonhoff
Vier-Türme-Verlag, Münsterschwarzach

Carolin Emcke
„Gegen den Hass"
S. Fischer Verlag
Frankfurt am Main, 2016

Anja Funk-Klebe
„Seelentanz statt Lebenskampf"
Lebenslinie-schwingt Verlag, Flensburg, 2013

Anja Funk-Klebe
„Himmelslicht trifft Leuchtfeuer“
Lebenslinie-schwingt Verlag, Flensburg, 2014

H. Remschmidt, M. Schmidt, F. Poustka (Hrsg.)
„Multiaxiales Klassifikationsschema für psychische Störungen des Kindes- und Jugendalters nach ICD-10 der WHO“
4. vollständig überarbeitete und erweiterte Auflage
Verlag Hans Huber, Bern u. a., 2001

Tanja Wehr
„Sketchnotes. Über 200 Strich-für-Strich-Anleitungen und Schriften zum Nachzeichnen“
mitp Verlag, Frechen, 2017

Nadine Roßa
„Sketchnotes. Übungsbuch“
Frechverlag, Stuttgart, 2017

Nadine Roßa
„Sketchnotes. Visuelle Notizen für Alles: Von Business-Meetings über Partyplanung bis hin zu Rezepten“
Frechverlag, Stuttgart, 2017

Beilagenheft „Der Doctor“, aus der Zeitschrift „DIE ZEIT“, Ausgabe September 2017, Nr. 3 der Ausgabe Nr. 37.
Artikel zwei des Beilagenhefts, „Wie mächtig ist die Hoffnung“, ab Seite 6 der Ausgabe. Von Christian Heinrich

Jorge Bucay
„Drei Fragen: Wer bin ich? Wohin gehe ich? Und mit wem?“
6. Auflage, März 2017
Fischer Taschenbuch Verlag, Frankfurt am Main

Jorge Bucay
„Wie der Elefant die Freiheit fand. Mit Bildern von Gusti“
6. Auflage 2016
KJB, Fischer Verlag, Frankfurt am Main

Internetseite des Süddeutschen Instituts für Logotherapie und Existenzanalyse nach Victor Frankl:
www.logotherapie.de

Walter Seyffer
„Helden für ein Leben. Die heldenhafte Lebensreise des Menschen nach Joseph Campbell und ihr Einfluss auf den individuellen Lebenslauf“
Info-3-Verlagsgesellschaft, Frankfurt am Main, 1. Auflage 2011

Joseph Campbell
„Das bist Du. Die spirituelle Bedeutung biblischer Geschichten, Wunder und Gleichnisse“
Ansata-Verlag, Econ Ullstein Verlag, München, 2001

Suizidprävention
Konzept für Schulen und Jugendliche
„Hoffnungsfunke“
Lebenskrise(n)
Wir helfen durch Prävention
Ein Konzept, das im Rahmen des Realprojektes 2015 im damaligen zwölften Jahrgang entwickelt und durchgeführt wurde.
Joke Ketels, Jane Fiege, Svea Stössel und Finn Klebe haben dieses Konzept gemeinsam entwickelt.

Ein Dankeschön für die Unterstützung gilt den Mitarbeiter/Innen von edition winterwork und der Lektorin Birgit Rentz

Falls Sie noch Fragen zu diesem Buch haben, erfahren Sie weitere Informationen auf meinen Webseiten:

www.mobiles-lifecoaching.de

www.lebenslinie-schwingt.de

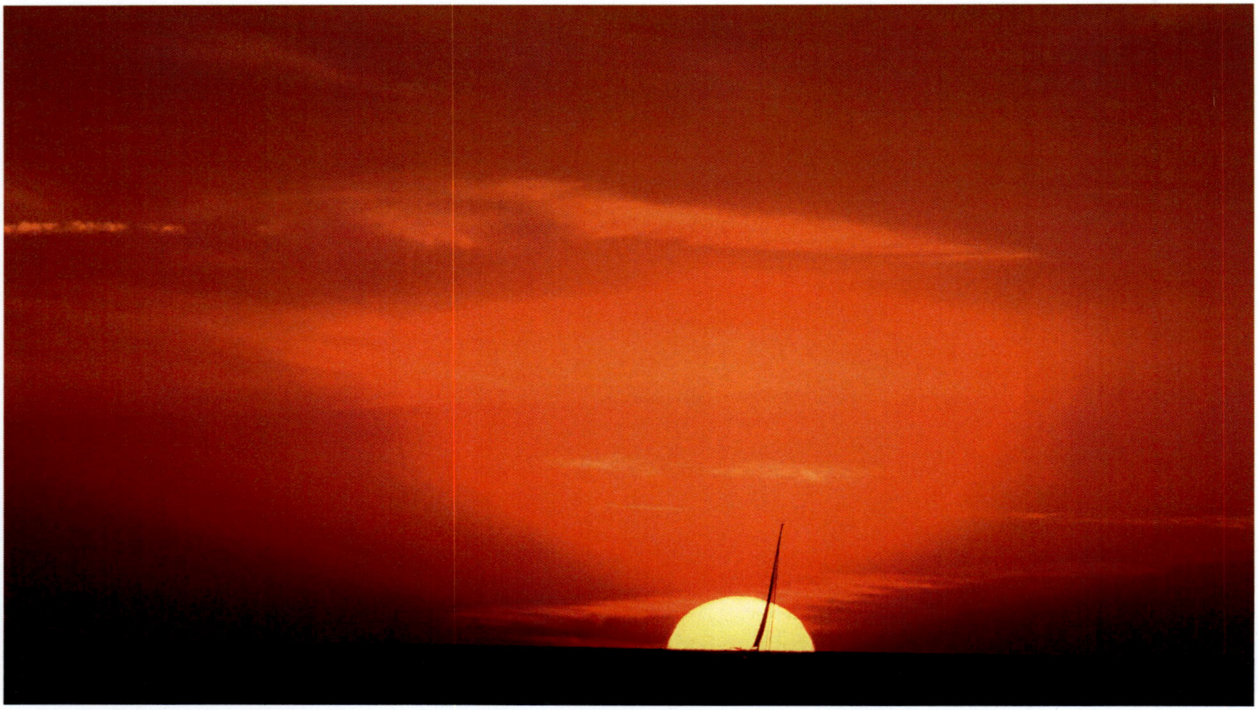

Goldtropfen

Ich möchte mich öffnen
für die Goldtropfen des Lebens,
für die Signale,
die mir den Lebensweg weisen
und mir die Kraft geben,
meine Aufgabe hier auf Erden
zu erfüllen.

Anja Funk-Klebe

.... Als geistiges Vermächtnis für meine Kinder ...